ESTABILIDADE DO CORE
ANATOMIA ILUSTRADA

Título original em inglês: *Anatomy of Core Stability: Develop a Strong Core*
Copyright © 2013 Moseley Road, Inc. Todos os direitos reservados.

Este livro contempla as regras do Novo Acordo Ortográfico da Língua Portuguesa.

Editor gestor: Walter Luiz Coutinho
Editora de traduções: Denise Yumi Chinem
Produção editorial: Fernanda Satie Ohosaku, Priscila Pereira Mota Hidaka e Cláudia Lahr Tetzlaff
Assistência editorial: Gabriela Rocha Ribeiro, Michel Arcas Bezerra e Vinicius Asevedo Vieira

Tradução: Paulo Laino Cândido
Professor Adjunto da Disciplina de Anatomia da Universidade de Santo Amaro (UNISA) e da Faculdade de Medicina Santa Marcelina (FASM)
Mestre em Ciências Morfofuncionais pela Universidade de São Paulo (USP)

Revisão de tradução e revisão de prova: Depto. editorial da Editora Manole
Diagramação: Fernanda Satie Ohosaku
Adaptação da capa para a edição brasileira: Depto. de arte da Editora Manole

Dados Internacionais de Catalogação na Publicação (CIP)
(Câmara Brasileira do Livro, SP, Brasil)

Liebman, Hollis Lance
 Estabilidade do core : anatomia ilustrada :
guia completo de exercícios / Hollis Lance
Liebman ; [tradução Paulo Laino Cândido]. --
Barueri, SP : Manole, 2015.

 Título original: Anatomy of core stability :
develop a strong core.
 ISBN 978-85-204-4068-1

 1. Aptidão física 2. Abdome - Músculos
3. Exercícios abdominais 4. Força muscular
5. Musculação I. Título.

14-13341	CDD-613.71

Índices para catálogo sistemático:
1. Treinamento do core : Educação física
 613.71

Nenhuma parte deste livro poderá ser reproduzida, por qualquer processo,
sem a permissão expressa dos editores.
É proibida a reprodução por xerox.
A Editora Manole é filiada à ABDR – Associação Brasileira de Direitos Reprográficos.

Edição brasileira – 2015

Direitos em língua portuguesa adquiridos pela:
Editora Manole Ltda.
Av. Ceci, 672 – Tamboré
06460-120 – Barueri – SP – Brasil
Tel.: (11) 4196-6000 – Fax: (11) 4196-6021
www.manole.com.br
info@manole.com.br

Impresso no Brasil
Printed in Brazil

Aviso
O conteúdo deste livro destina-se a promover informações úteis ao público geral. Todos os materiais, incluindo textos, gráficos e imagens, são de caráter apenas informativo e não substituem diagnósticos, recomendações ou tratamentos médicos para condições específicas. Todos os leitores devem procurar assistência médica profissional antes de iniciar qualquer programa de exercício ou para qualquer outro problema específico de saúde. O autor e os editores não recomendam ou endossam tratamentos, procedimentos, conselhos ou outras informações que possam ser encontradas neste livro e, especificamente, eximem-se de toda e qualquer responsabilidade por prejuízos ou danos que possam ocorrer por consequência direta ou indireta do uso de quaisquer informações contidas nesta publicação.

ESTABILIDADE DO CORE
ANATOMIA ILUSTRADA

Guia completo de exercícios

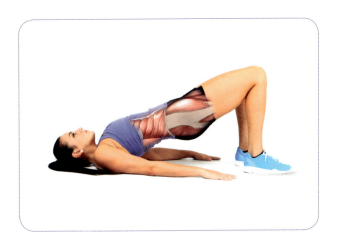

Hollis Lance Liebman

SUMÁRIO

Introdução	6
O que é exatamente o core?	8
Anatomia do corpo	12

EXERCÍCIOS DE AQUECIMENTO E ALONGAMENTO — 14

Alongamento abdominal na bola suíça	16
Alongamento lateral	17
Flexão lateral	18
Alongamento da coluna vertebral, sentado	19
Alongamento cobra	20
Alongamento do trato iliotibial	21
Alongamento dos adutores	22
Alongamento dos flexores do quadril	23
Alongamento do piriforme	24
Alongamento da região lombar	25

EXERCÍCIOS ESTÁTICOS — 26

Estabilidade em pé	28
Extensão em pé	29
Abdominal em pé	30
Inclinação pélvica, sentado	31
Postura da cadeira	32
Postura de equilíbrio com a perna estendida	34
Equilíbrio sentado	36
Inclinação posterior de coxas	38
Prancha	40
Prancha lateral	42
Prancha frontal	44
Rolamento para baixo em prancha	46
Agachamento contra parede	48

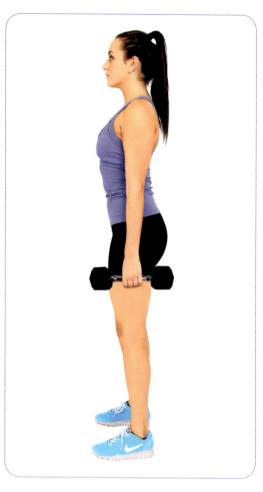

Quadrúpede	50
Isometria na bola suíça	52
Sentado à ponte na bola suíça	54
Ponte	56
Ponte com flexão unilateral do quadril	58
Posição de flexão no solo (fase baixa)	60
Equilíbrio unipedal	62
Avanço alto	64
Avião	66
Agachamento sumô estático	68
Rolamento lateral	70
Hiperextensão na bola suíça	72

Extensão lombar com rotação	74
Abdução da coxa em decúbito lateral	76
Pequenos passos	78
Abdominal contra resistência com pernas elevadas (*press*)	80

EXERCÍCIOS DINÂMICOS — 82

Rolamento com bola suíça	84
Canivete com bola suíça	86
Cruzamento de quadril na bola suíça	88
Prancha com deslocamento lateral na bola suíça	90
Flexão no solo	92
Flexão alternada no solo	94
Mergulho na cadeira	96
Deslizamento sobre toalha (*fly*)	98
Pullover com *medicine ball* sobre a bola suíça	100
Prancha na bola suíça com perna elevada	102
Gangorra	104
Grandes círculos com *medicine ball*	106
Abdominal (*curl-up*) McGill	108
Círculos com o quadril	110
Rotação em ponte invertida	112
Prancha com extensão de joelho	114
Abdominal com levantamento de quadril	116
Elevação de pernas estendidas	118
Rotação russa, sentado	120
Círculos com as pernas	122
Batidas de calcanhares em decúbito ventral	124
Sequência concha	126
Tesoura	128
Abdominal (*curl*) com *medicine ball*	130
Sit-up e arremesso	132
Abdominal supra (*crunch*) com bicicleta	134
Agachamento no *step*	136
Rotação da coluna	138
Levantamento terra com joelhos estendidos	140
Natação	142

TREINAMENTOS — 144

Treinamento para iniciantes	146
Treinamento para a região lateral do core	148
Treinamento para a região anterior do corpo	150
Treinamento para esportes	152
Treinamento para a parte inferior do corpo	154
Treinamento avançado de estabilidade	156
Glossário	158
Créditos e agradecimentos	160

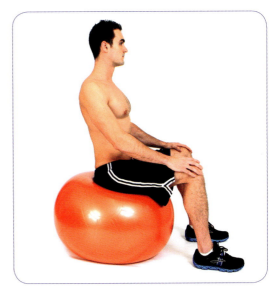

INTRODUÇÃO

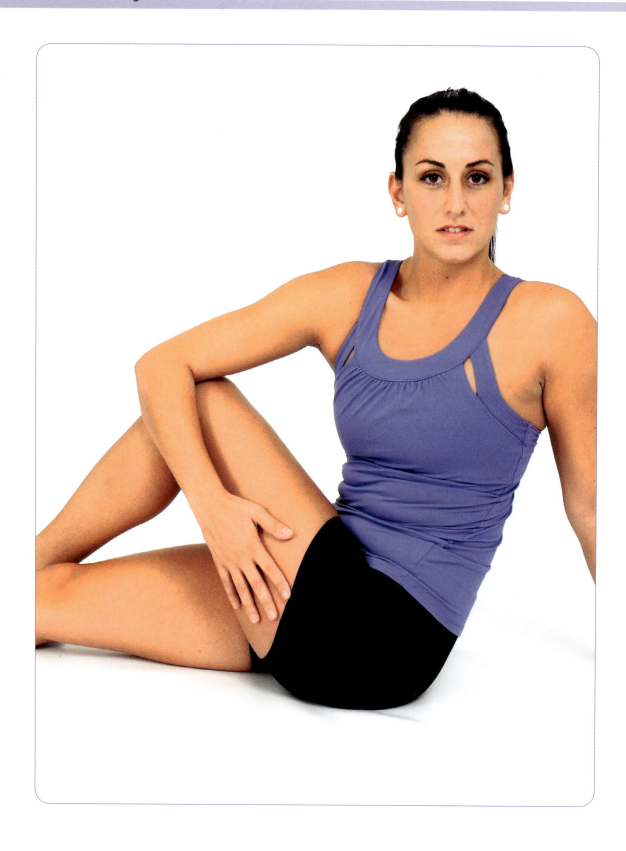

Em nosso vocabulário diário, palavras como "tonificação", "aeróbico" e "levantamento" nos fazem pensar em um treinamento na academia. Outros termos como "estudo", "plano de ensino" e "exame" dão a entender que estamos falando sobre escola. No entanto, certas palavras transcendem a área com a qual estão intimamente relacionadas. Nos últimos anos, o termo "core" tornou-se de conhecimento de todos. Ouvimos sobre a tonificação do core, ativação do core durante um jogo, levantar-se da cadeira em um trabalho sedentário para ativar o core, e fortalecimento do core na clínica de fisioterapia. Justifica-se a presença do core nesta obra por seus diversos usos e significados.

O QUE É EXATAMENTE O CORE?

O termo core refere-se aos músculos da região inferior do tronco que atuam em conjunto para proporcionar suporte e mobilidade, a fim de permitir todos os movimentos do corpo. O core inclui os músculos retos do abdome ("tanquinho"), que aumentam a tensão da parede abdominal ao se contraírem. Lateralmente aos retos estão os músculos oblíquos internos e externos do abdome, que lhe permitem girar o tronco e flexioná-lo para os lados. O músculo eretor da espinha, em forma de árvore de natal, está situado posteriormente aos músculos abdominais, na região lombar, e é responsável pela estabilização e pelos movimentos da coluna vertebral. Por fim, os flexores do quadril atuam como alicerce desse complexo muscular, favorecendo o movimento na região pélvica.

O core é basicamente o centro do corpo e é fundamental em termos de desempenho, funcionalidade e longevidade. A melhora da estética e mobilidade do core exige esforço consistente e duradouro. O pleno aproveitamento do core requer mais que uma dieta correta. Exercícios para o core permitem que o esqueleto, os músculos e as articulações atuem juntos de maneira apropriada, além de oferecer uma combinação de fortalecimento, alongamento, equilíbrio, realinhamento e perda de gordura que não seriam obtidos somente com a alimentação.

Ao manter um core forte, você proporciona suporte ideal aos músculos acessórios (auxiliares); aliás, o core é tão essencial para o movimento global do corpo que é recrutado quando todo e qualquer músculo se contrai.

Por exemplo, durante um agachamento, o core é utilizado para manter a integridade do movimento vertical; ao levantar halteres acima da cabeça, o core mantém o corpo reto (opondo-se ao encurvamento). Você já trabalhou seu tríceps e percebeu depois que a porção axial do corpo estava bastante dolorida? É o seu core em ação. Mesmo fora da academia, as tarefas cotidianas podem ser executadas somente quando o core estabiliza o corpo e permite a fixação de outros músculos ativos. Procurando no armário se há algo para comer? Você está usando seu core. Cortar grama, trocar fralda, guardar mantimentos e todas as outras tarefas cotidinas não utilizam somente a musculatura do corpo, mas também a estabilização do core.

O agachamento sumô utiliza o core para execução de um movimento vertical correto.

Infelizmente, apoios artificiais como o encosto das cadeiras têm realizado o nosso trabalho corporal durante anos, e nosso core tem sofrido em decorrência disso. Em particular, as pessoas com tendências ao sedentarismo deveriam trabalhar o core com regularidade. O treinamento do core não é somente para atletas, ele é para todos – desde o jogador de golfe, dedicado a melhorar seu jogo, até aquele que trabalha em escritório sentado o dia todo em frente a uma mesa e se queixa de dores nas costas. Além disso, esse treinamento trará benefícios a você, indivíduo ocupado com muitas responsabilidades e com pouco tempo para se exercitar.

TREINAMENTO DO CORE *VS.* ESTABILIDADE DO CORE

Pelo tanto que se discute sobre o core, os termos "treinamento do core" e "estabilidade do core" muitas vezes são usados como sinônimos. No entanto, são realmente duas coisas diferentes. No treinamento do core, os músculos atuam como um todo e não de modo isolado como, por exemplo, na maioria dos programas de peso-resistência direcionados a grupos musculares específicos – tórax e bíceps. Exercícios para o core são movimentos e posições corpóreas que visam diretamente ao core, e é possível utilizar o treinamento do core – similar ao treinamento com pesos – para aumentar a densidade e a definição muscular por toda a porção axial do corpo. Desse modo, o treinamento do core é muitas vezes o objetivo natural para aqueles que desejam criar um perfil axial mais definido e elegante, como modelos e fisiculturistas, que pretendem exibir grande definição muscular. Por outro lado, os exercícios de estabilidade do core são movimentos e posições corpóreas que ajudam a construir um core forte, capaz de realizar tudo que você exigir dele. O core é utilizado em todos os movimentos e é quase impossível excluir sua participação durante um exercício. Se levantasse um peso acima da cabeça, você notaria que seu core atua como estabilizador, para que os músculos deltoides e tríceps braquial possam completar a tarefa estabelecida. Se não fosse até mesmo a mais rudimentar estabilidade do core, o tronco simplesmente entraria em colapso em vez de permanecer em pé e ereto durante o movimento. A função dos músculos abdominais é auxiliar a coluna vertebral; e os exercícios de estabilidade melhoram sua capacidade para desempenhar esta tarefa, enquanto também trabalham os músculos abdominais aparentes.

Um core bem-condicionado o ajudará a realizar quaisquer atividades que deseje com a mínima dificuldade.

ESTABILIDADE DO CORE VS. INSTABILIDADE?

Se a estabilidade do core resultasse do suporte da coluna vertebral para realização de movimentos reais, a instabilidade seria, portanto, a ausência de suporte da coluna pelas estruturas circunjacentes, dificultando a execução do movimento. O movimento voluntário do core é sobretudo o resultado da ação de músculos primários ou grupos musculares como o reto do abdome e o eretor da espinha, mas também é auxiliado por músculos menos importantes como o transverso do abdome. Em um indivíduo saudável, os músculos estabilizadores trabalham de maneira automática, mas onde há uma lesão – como uma entorse ou hérnia de disco – a coluna não tem suporte apropriado. Nesses casos, os motores primários assumem o comando e são forçados a realizar o trabalho coletivo; isso pode levar à instabilidade.

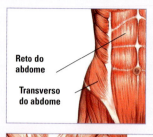

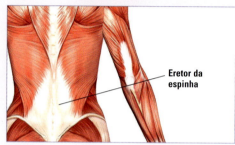

A estabilidade do core depende substancialmente dos músculos reto do abdome, transverso do abdome e eretor da espinha.

Você pode comparar a máxima estabilidade do core à maior funcionalidade ou desempenho real e não somente à estética ou à forma e evidência da musculatura abdominal. É possível ter ótima estabilidade do core (desempenho e suporte) e ter a porção axial do corpo mole e carnosa. No entanto, ao estabilizar o core durante o exercício, você também trabalha ou torna os músculos da parede abdominal mais evidentes. Por outro lado, o fato de alguém ser forte do ponto de vista físico não o torna necessariamente estável. A força é um fator de estabilidade do core, mas não é a principal função.

À medida que envelhecemos, a busca cega da estética tende a diminuir um pouco, e o desejo de ser saudável é bem mais significativo que aquele de ser belo. Este livro pode ajudá-lo a esculpir uma cintura mais fina, forte e esbelta, que, por sua vez, proverá suporte para uma coluna cada vez mais experiente, contribuindo para que você se sinta mais jovem.

EXERCÍCIOS ESTÁTICOS VS. DINÂMICOS

Ao trabalhar e fortalecer o core, dois tipos diferentes de exercício devem ser empregados a fim de obter os melhores resultados: estático e dinâmico. O exercício estático resulta em maior força, flexibilidade e mobilidade, enquanto o dinâmico leva à melhora da circulação sanguínea, força e resistência.

Embora as pessoas geralmente pensem no exercício abdominal ao considerar o trabalho do core, o verdadeiro treinamento funcional é muito mais benéfico – isto é, o treinamento que estimula o aumento na capacidade do corpo para completar tarefas diárias. É importante aprender como ativar o core em várias posições, assim como em atividade, a fim de proporcionar estabilidade máxima para sua coluna.

USO DO LIVRO

Estabilidade do core – anatomia ilustrada começa com uma seleção de programas considerados aquecimentos ou alongamentos.

Em seguida, há uma rica seleção de exercícios estáticos e dinâmicos, e o livro finaliza com sequências de exercícios reais. É importante começar devagar os exercícios descritos. Uma vez que o objetivo principal é a estabilização do core, a força e a explosão dos movimentos são secundárias ao domínio da forma e execução corretas, assim como à assistência dos músculos auxiliares e, acima de tudo, ao suporte apropriado da coluna vertebral.

Vários processos fundamentais que não devem ser esquecidos ao trabalhar o core incluem a respiração, a velocidade e o movimento corretos para os exercícios. Com um comando cuidadoso e firme desses três elementos, é possível tirar proveito dos músculos de maneira eficiente e efetiva. É por essa razão que séries e repetições intermináveis são desnecessárias e desaconselhadas. Você deve simplesmente executar poucas séries propostas para obter uma queima muscular intensa.

A respiração deve ser natural e regular. Uma inspiração profunda deve acompanhar a parte negativa ou alongada do movimento (pense em uma flecha puxada contra o arco antes de ser lançada), seguida por uma expiração completa na parte positiva ou estendida do movimento (lançamento da flecha). É de máxima importância nunca prender a respiração durante os exercícios, especialmente os estáticos, que podem se tornar fatais em circunstâncias extremas. Tenha consciência de sua respiração, mas também fique atento ao exercício em curso.

A velocidade do exercício deve ser baseada em uma porção negativa lenta ou controlada do movimento, seguida por uma positiva explosiva. Aconselho repetições a cada cinco segundos, que não devem ser muito rápidas nem super lentas; em vez disso, devem ocorrer em ritmo normal que pode ser mantido durante toda a série.

O segredo para um exercício eficaz é concentrar-se totalmente em cada repetição. Aqueles que alegam completar 1.000 abdominais, na verdade, têm sorte de conseguirem executar 100 de maneira correta, uma vez que o pescoço e a região lombar tendem, assim como a velocidade e o impulso, a ser incluídos na execução do grande número de repetições, que obviamente não deveriam ser. Embora o core exija um trabalho conjunto dos músculos principais e auxiliares, sua estabilidade atinge o máximo quando cada músculo realiza seu trabalho como parte de um todo.

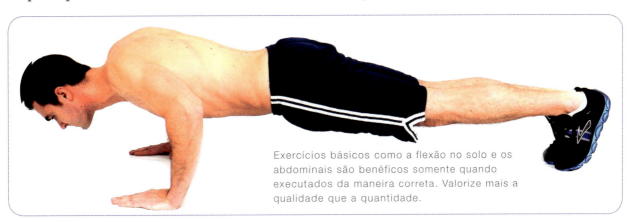

Exercícios básicos como a flexão no solo e os abdominais são benéficos somente quando executados da maneira correta. Valorize mais a qualidade que a quantidade.

12 • ESTABILIDADE DO CORE – ANATOMIA ILUSTRADA

ANATOMIA DO CORPO

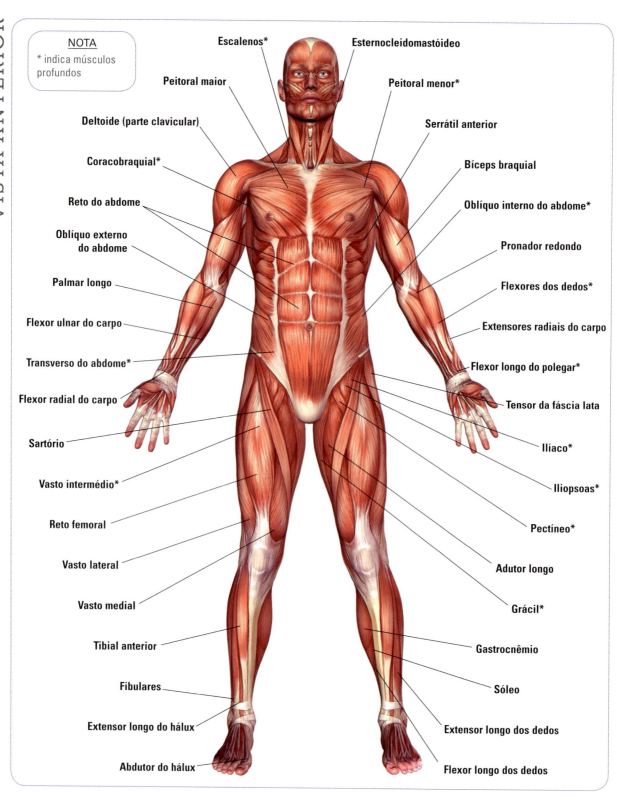

ANATOMIA DO CORPO • 13

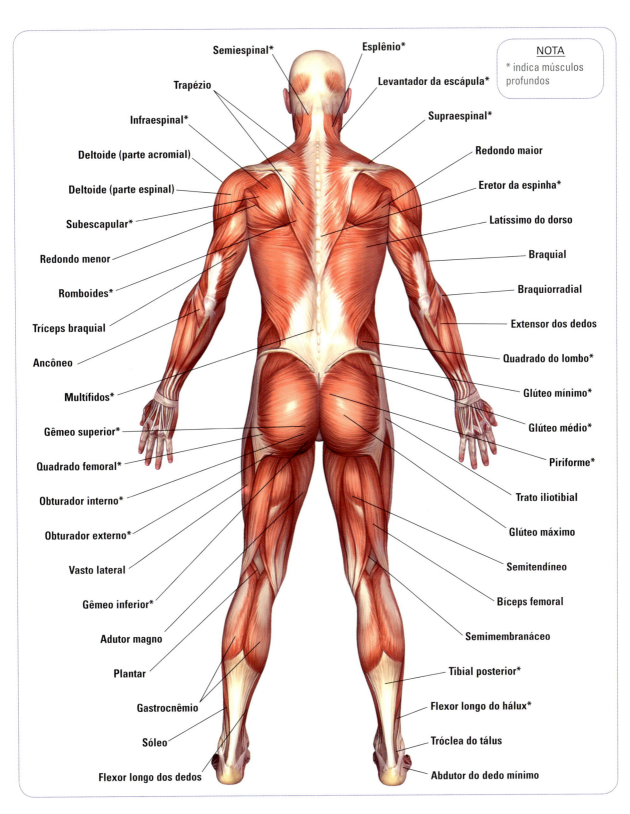

VISTA POSTERIOR

NOTA
* indica músculos profundos

EXERCÍCIOS DE AQUECIMENTO E ALONGAMENTO

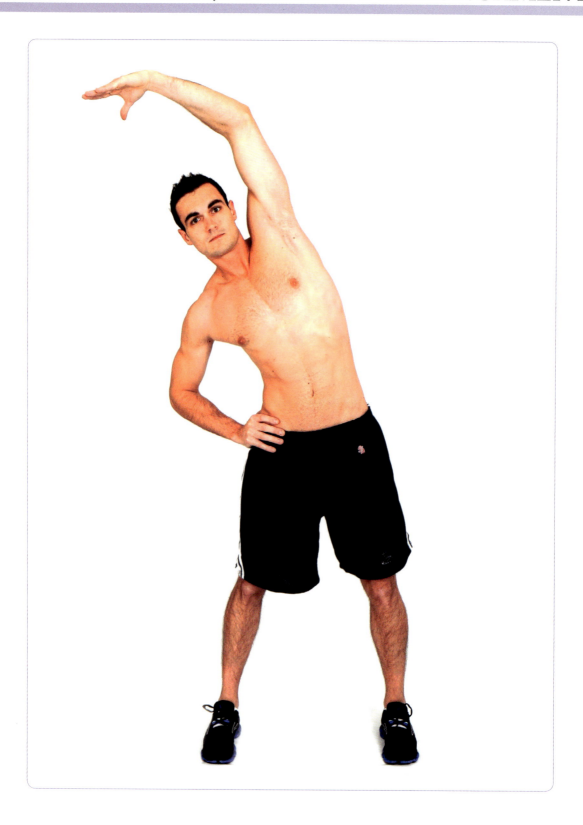

Em qualquer programa de treinamento eficaz, um aquecimento apropriado é essencial para ajudar a prevenir lesões e proporcionar um fluxo sanguíneo adequado aos músculos ativos, tornando-os mais adaptáveis às contrações intensas que o trabalho do core requer em certos momentos. O ideal, mesmo antes do alongamento, é sempre aumentar um pouco a temperatura do corpo e elevar a frequência cardíaca, de modo que o músculo a ser alongado não sofra lesões e esteja pronto para o exercício. Uma boa atividade cardiovascular de 5 a 10 minutos – por exemplo, em bicicleta ergométrica com baixa intensidade – é suficiente.

ALONGAMENTO ABDOMINAL NA BOLA SUÍÇA

AQUECIMENTO E ALONGAMENTO

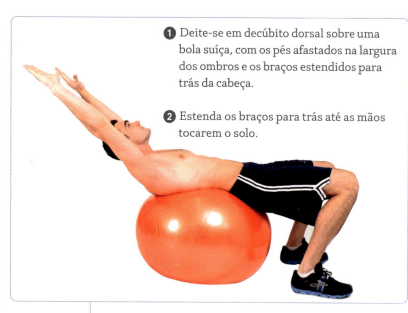

❶ Deite-se em decúbito dorsal sobre uma bola suíça, com os pés afastados na largura dos ombros e os braços estendidos para trás da cabeça.

❷ Estenda os braços para trás até as mãos tocarem o solo.

FAÇA CORRETAMENTE

PROCURE
- Manter o tronco apoiado sobre a bola.

EVITE
- Hiperextensão lombar com a pelve elevada.

❸ Enquanto mantém a região lombar em contato com a bola, abaixe os quadris e alongue os músculos abdominais para cima. Mantenha-se na posição por 30 segundos, relaxe e repita por mais 30 segundos.

GUIA DO EXERCÍCIO

NÍVEL
- Iniciante

TEMPO
- 30 segundos em posição; tempo total de 1 minuto

BENEFÍCIOS
- Alonga o reto do abdome

FOCO
- Reto do abdome

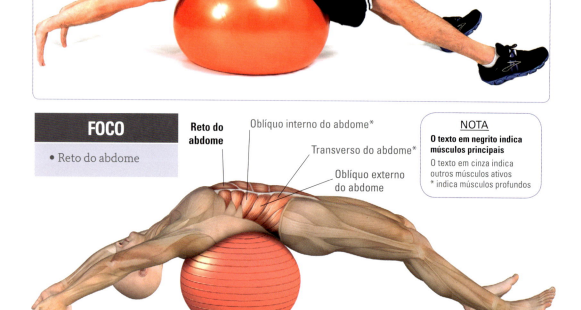

- **Reto do abdome**
- Oblíquo interno do abdome*
- Transverso do abdome*
- Oblíquo externo do abdome

NOTA
O texto em negrito indica músculos principais
O texto em cinza indica outros músculos ativos
* indica músculos profundos

ALONGAMENTO LATERAL

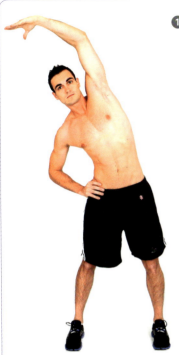

1 Comece em pé, com a mão direita apoiada no quadril e o braço esquerdo estendido acima da cabeça. Avance a mão esquerda em direção ao lado direito, à medida que flexiona o tronco na mesma direção. Mantenha-se na posição por 30 segundos.

FAÇA CORRETAMENTE

PROCURE
- Manter o tronco ereto.

EVITE
- Inclinar-se para a frente ou para trás a partir da cintura.

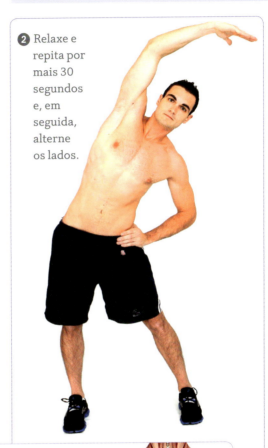

2 Relaxe e repita por mais 30 segundos e, em seguida, alterne os lados.

FOCO
- Região superior das costas
- Serrátil anterior
- Oblíquos do abdome
- Intercostais

NOTA
O texto em negrito indica músculos principais
O texto em cinza indica outros músculos ativos
* indica músculos profundos

GUIA DO EXERCÍCIO

NÍVEL
- Iniciante

TEMPO
- 30 segundos em posição; tempo total de 2 minutos

BENEFÍCIOS
- Alonga a região superior das costas e o core

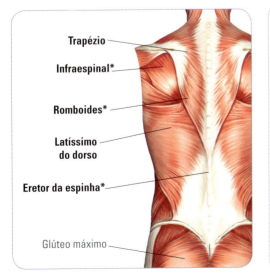

- Trapézio
- Infraespinal*
- Romboides*
- Latíssimo do dorso
- Eretor da espinha*
- Glúteo máximo

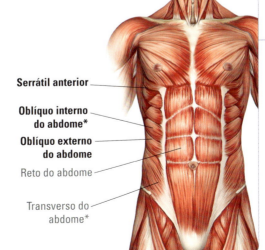

- Serrátil anterior
- Oblíquo interno do abdome*
- Oblíquo externo do abdome
- Reto do abdome
- Transverso do abdome*

FLEXÃO LATERAL

AQUECIMENTO E ALONGAMENTO

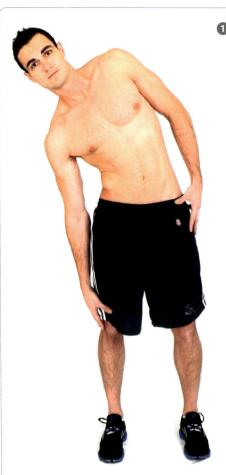

① Comece em pé, com as mãos relaxadas ao lado dos quadris. Incline-se devagar para o lado direito, à medida que desliza a mão direita sobre a coxa. Em seguida, retorne à posição inicial.

FAÇA CORRETAMENTE

PROCURE
- Manter o tronco ereto.

EVITE
- Inclinar-se para a frente ou para trás a partir da cintura.

② Realize 10 repetições e, em seguida, mude para o outro lado.

GUIA DO EXERCÍCIO

NÍVEL
- Iniciante

TEMPO
- Tempo total de 1 minuto

BENEFÍCIOS
- Alonga o core

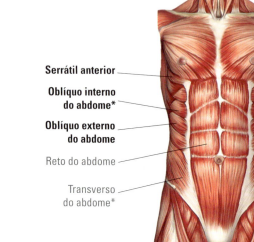

- Serrátil anterior
- **Oblíquo interno do abdome***
- **Oblíquo externo do abdome**
- Reto do abdome
- Transverso do abdome*

FOCO

- Serrátil anterior
- Oblíquos do abdome
- Intercostais

NOTA
O texto em negrito indica músculos principais
O texto em cinza indica outros músculos ativos
* indica músculos profundos

ALONGAMENTO DA COLUNA VERTEBRAL, SENTADO

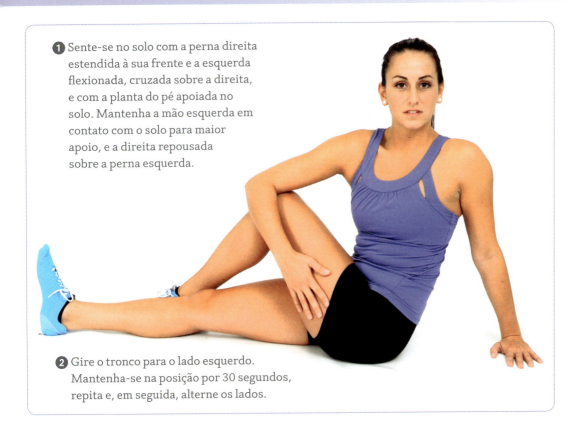

1 Sente-se no solo com a perna direita estendida à sua frente e a esquerda flexionada, cruzada sobre a direita, e com a planta do pé apoiada no solo. Mantenha a mão esquerda em contato com o solo para maior apoio, e a direita repousada sobre a perna esquerda.

2 Gire o tronco para o lado esquerdo. Mantenha-se na posição por 30 segundos, repita e, em seguida, alterne os lados.

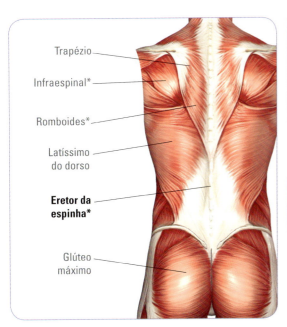

Trapézio
Infraespinal*
Romboides*
Latíssimo do dorso
Eretor da espinha*
Glúteo máximo

FAÇA CORRETAMENTE

PROCURE
- Manter a coluna reta por todo o tempo.

EVITE
- Girar excessivamente o tronco durante o alongamento.

FOCO
- Eretor da espinha

NOTA
O texto em negrito indica músculos principais
O texto em cinza indica outros músculos ativos
* indica músculos profundos

GUIA DO EXERCÍCIO

NÍVEL
- Iniciante

TEMPO
- 30 segundos em posição; tempo total de 2 minutos

BENEFÍCIOS
- Acarreta maior mobilidade da coluna vertebral

RESTRIÇÕES
- Indivíduos com distúrbios lombares devem evitar este exercício

EXERCÍCIOS DE AQUECIMENTO E ALONGAMENTO • 19

ALONGAMENTO COBRA

AQUECIMENTO E ALONGAMENTO

① Deite-se em decúbito ventral, com cotovelos flexionados e palmas das mãos apoiadas no solo.

FAÇA CORRETAMENTE

PROCURE
- Manter os braços junto à lateral do corpo.

EVITE
- Um impulso excessivo durante a subida.

② Levante a parte superior do corpo até que os braços estejam totalmente estendidos. Execute três repetições de 15 segundos cada.

GUIA DO EXERCÍCIO

NÍVEL
- Intermediário

TEMPO
- Tempo total de 45 segundos

BENEFÍCIOS
- Ajuda a eliminar a rigidez das articulações vertebrais

RESTRIÇÕES
- Indivíduos com distúrbios lombares devem evitar este exercício

FOCO
- Eretor da espinha

NOTA
O texto em negrito indica músculos principais
O texto em cinza indica outros músculos ativos
* indica músculos profundos

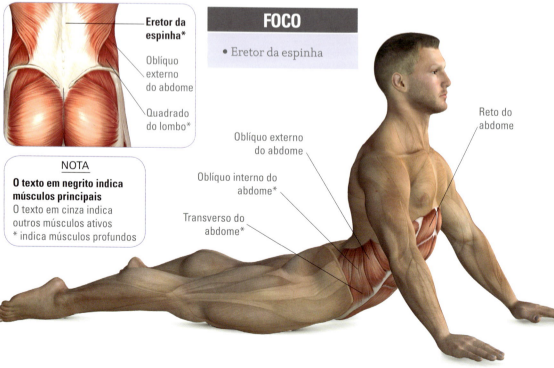

Músculos identificados: Eretor da espinha*, Oblíquo externo do abdome, Quadrado do lombo*, Oblíquo externo do abdome, Oblíquo interno do abdome*, Transverso do abdome*, Reto do abdome

ALONGAMENTO DO TRATO ILIOTIBIAL

① Comece em pé e cruze o pé esquerdo por trás do direito. Levante os braços acima da cabeça e incline-se para a frente até se aproximar o máximo possível do solo com a ponta dos dedos.

② Mantenha-se na posição por 20 segundos e repita. Em seguida, alterne as pernas e repita todo o alongamento.

FAÇA CORRETAMENTE

PROCURE
- Executar o movimento de modo lento e cuidadoso.

EVITE
- Hiperestender os joelhos.

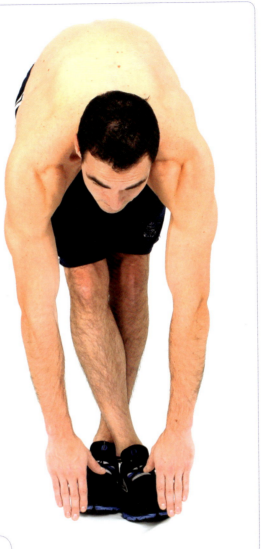

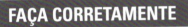

- Trato iliotibial
- **Glúteo máximo**
- Vasto lateral
- **Semitendíneo**
- **Bíceps femoral**
- Semimembranáceo

FOCO
- Trato iliotibial

NOTA
O texto em negrito indica músculos principais
O texto em cinza indica outros músculos ativos
* indica músculos profundos

GUIA DO EXERCÍCIO

NÍVEL
- Intermediário

TEMPO
- 20 segundos em posição; tempo total de 90 segundos

BENEFÍCIOS
- Aumenta a amplitude de movimento do quadril

ALONGAMENTO DOS ADUTORES

AQUECIMENTO E ALONGAMENTO

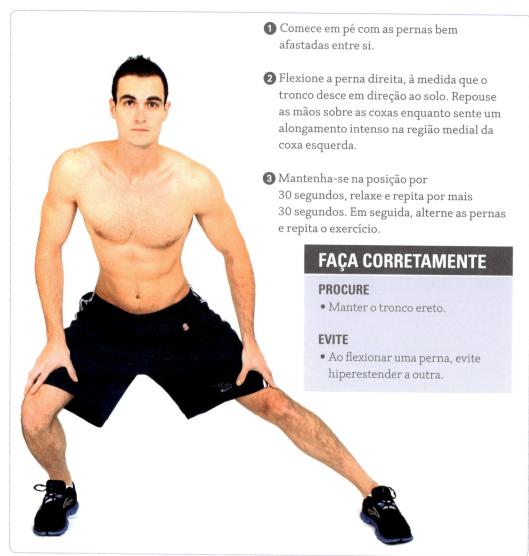

❶ Comece em pé com as pernas bem afastadas entre si.

❷ Flexione a perna direita, à medida que o tronco desce em direção ao solo. Repouse as mãos sobre as coxas enquanto sente um alongamento intenso na região medial da coxa esquerda.

❸ Mantenha-se na posição por 30 segundos, relaxe e repita por mais 30 segundos. Em seguida, alterne as pernas e repita o exercício.

FAÇA CORRETAMENTE

PROCURE
- Manter o tronco ereto.

EVITE
- Ao flexionar uma perna, evite hiperestender a outra.

GUIA DO EXERCÍCIO

NÍVEL
- Iniciante

TEMPO
- 30 segundos em posição; tempo total de 2 minutos

BENEFÍCIOS
- Alonga os adutores

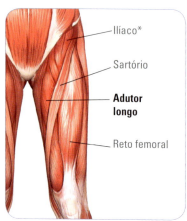

- Ilíaco*
- Sartório
- **Adutor longo**
- Reto femoral

FOCO
- Adutores

NOTA
O texto em negrito indica músculos principais
O texto em cinza indica outros músculos ativos
* indica músculos profundos

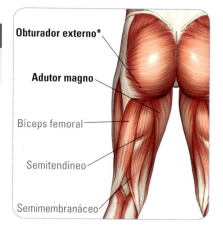

- **Obturador externo***
- **Adutor magno**
- Bíceps femoral
- Semitendíneo
- Semimembranáceo

EXERCÍCIOS DE AQUECIMENTO E ALONGAMENTO • 23

ALONGAMENTO DOS FLEXORES DO QUADRIL

❶ Ajoelhe-se com a perna esquerda e flexione o joelho direito à sua frente. Apoie a mão direita sobre a perna do mesmo lado e deixe o braço esquerdo estendido ao lado da coxa ou junto ao quadril.

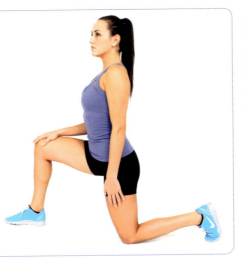

FAÇA CORRETAMENTE

PROCURE
• Manter o joelho da frente alinhado ao pé para maior apoio.

EVITE
• Forçar excessivamente a coxa da frente.

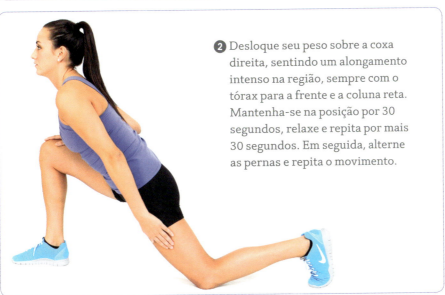

❷ Desloque seu peso sobre a coxa direita, sentindo um alongamento intenso na região, sempre com o tórax para a frente e a coluna reta. Mantenha-se na posição por 30 segundos, relaxe e repita por mais 30 segundos. Em seguida, alterne as pernas e repita o movimento.

GUIA DO EXERCÍCIO

NÍVEL
• Iniciante

TEMPO
• 30 segundos em posição; tempo total de 2 minutos

BENEFÍCIOS
• Aumenta a capacidade de levantar os joelhos e inclinar-se a partir da cintura

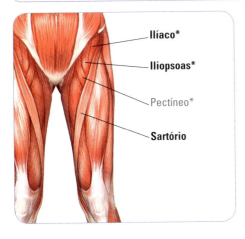

- Ilíaco*
- Iliopsoas*
- Pectíneo*
- Sartório

FOCO

• Flexores do quadril

NOTA
O texto em negrito indica músculos principais
O texto em cinza indica outros músculos ativos
* indica músculos profundos

ALONGAMENTO DO PIRIFORME

AQUECIMENTO E ALONGAMENTO

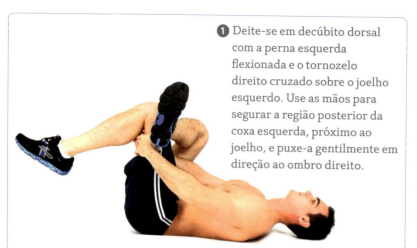

❶ Deite-se em decúbito dorsal com a perna esquerda flexionada e o tornozelo direito cruzado sobre o joelho esquerdo. Use as mãos para segurar a região posterior da coxa esquerda, próximo ao joelho, e puxe-a gentilmente em direção ao ombro direito.

FAÇA CORRETAMENTE

PROCURE
- Manter as costas apoiadas no solo.

EVITE
- Puxar excessivamente ou forçar o joelho.

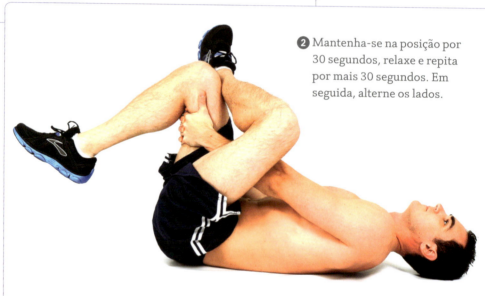

❷ Mantenha-se na posição por 30 segundos, relaxe e repita por mais 30 segundos. Em seguida, alterne os lados.

GUIA DO EXERCÍCIO

NÍVEL
- Iniciante

TEMPO
- 30 segundos em posição; tempo total de 2 minutos

BENEFÍCIOS
- Alonga as regiões glútea e do quadril

FOCO
- Glúteos
- Quadris

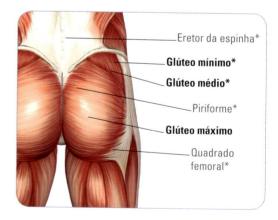

- Eretor da espinha*
- **Glúteo mínimo***
- **Glúteo médio***
- Piriforme*
- **Glúteo máximo**
- Quadrado femoral*

NOTA
O texto em negrito indica músculos principais
O texto em cinza indica outros músculos ativos
* indica músculos profundos

ALONGAMENTO DA REGIÃO LOMBAR

❶ Deite-se em decúbito dorsal com os joelhos flexionados em 90 graus e os braços estendidos lateralmente.

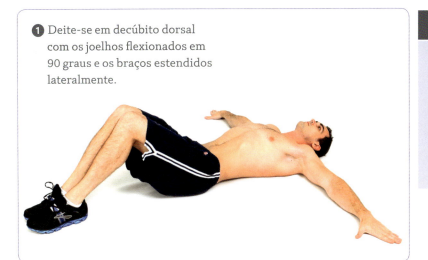

FAÇA CORRETAMENTE

PROCURE
- Manter as costas apoiadas firmemente no solo.

EVITE
- Deslocar rapidamente as pernas para os lados.

❷ Movimente suavemente os joelhos para o lado esquerdo até que o joelho de baixo quase encoste no solo. Mantenha-se na posição por 30 segundos, repita e, em seguida, alterne os lados.

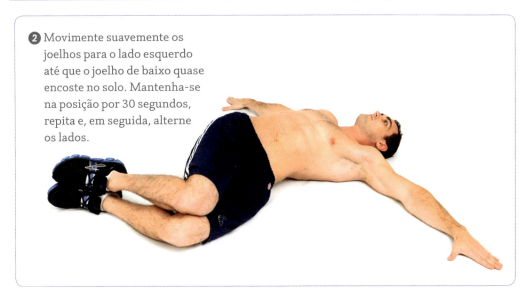

GUIA DO EXERCÍCIO

NÍVEL
- Iniciante

TEMPO
- 30 segundos em posição; tempo total de 2 minutos

BENEFÍCIOS
- Ajuda a manter a flexibilidade da coluna vertebral

RESTRIÇÕES
- Indivíduos com distúrbios lombares devem evitar este exercício

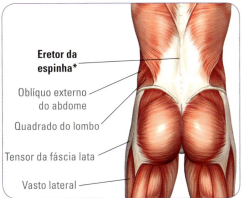

- **Eretor da espinha***
- Oblíquo externo do abdome
- Quadrado do lombo
- Tensor da fáscia lata
- Vasto lateral

FOCO
- Eretor da espinha

NOTA
O texto em negrito indica músculos principais
O texto em cinza indica outros músculos ativos
* indica músculos profundos

EXERCÍCIOS ESTÁTICOS

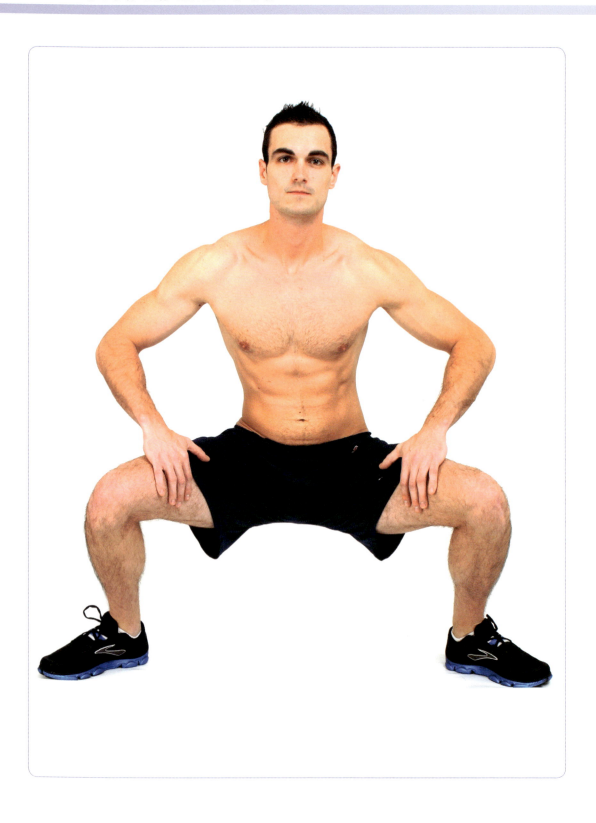

Exercícios estáticos, também conhecidos como isométricos, utilizam amplamente os músculos sem necessidade de movimento articular. O ato de empurrar uma parede imóvel é um exemplo de exercício estático. Exercícios de alongamento podem ser considerados estáticos, pois a postura é mantida. A principal função de um exercício estático é estabilizar a coluna vertebral, a qual não pode se movimentar. Durante os exercícios, o comprimento do músculo utilizado se mantém inalterado e não há qualquer movimento perceptível na articulação. Não prenda a respiração durante exercícios isométricos, pois eles podem aumentar significativamente a pressão sanguínea, tornando essa ação fatal em certas circunstâncias. Indivíduos com doença cardiovascular ou hipertensão devem ser cuidadosos ao introduzir esse tipo de exercício em seu treino.

ESTABILIDADE EM PÉ

ESTÁTICOS

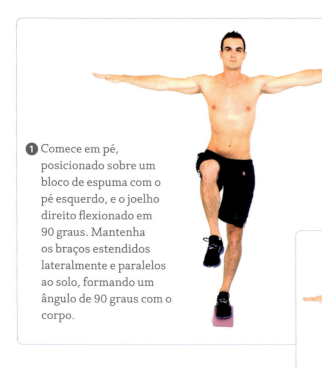

① Comece em pé, posicionado sobre um bloco de espuma com o pé esquerdo, e o joelho direito flexionado em 90 graus. Mantenha os braços estendidos lateralmente e paralelos ao solo, formando um ângulo de 90 graus com o corpo.

FAÇA CORRETAMENTE

PROCURE
• Manter o tronco ereto e reto durante todo o exercício.

EVITE
• Inclinar os ombros.

② Mantenha-se na posição por 30 segundos, repita e, em seguida, alterne os lados.

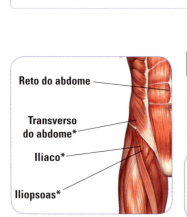

MODIFICAÇÃO
Aumente a dificuldade: Tente executar este exercício com os olhos fechados.

GUIA DO EXERCÍCIO

NÍVEL
• Intermediário

TEMPO
• Total de 2 minutos

BENEFÍCIOS
• Ajuda na estabilização global do corpo

RESTRIÇÕES
• Indivíduos com distúrbios lombares devem evitar este exercício

FOCO
• Músculos abdominais
• Glúteos
• Quadris

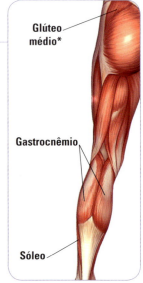

Reto do abdome
Transverso do abdome*
Ilíaco*
Iliopsoas*

Glúteo médio*
Gastrocnêmio
Sóleo

NOTA
O texto em negrito indica músculos principais
O texto em cinza indica outros músculos ativos
* indica músculos profundos

EXERCÍCIOS ESTÁTICOS • 29

EXTENSÃO EM PÉ

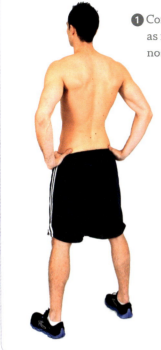

❶ Comece em pé, com as mãos apoiadas nos quadris.

FAÇA CORRETAMENTE

PROCURE
- Manter os músculos do tronco, incluindo os abdominais, contraídos.

EVITE
- Inclinar os ombros.

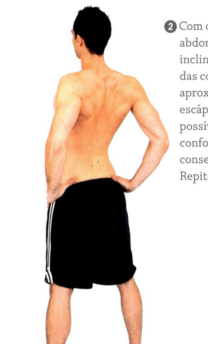

❷ Com os músculos abdominais contraídos, incline a região superior das costas para trás, aproximando as escápulas o máximo possível de maneira confortável e conserve a posição. Repita 10 vezes.

GUIA DO EXERCÍCIO

NÍVEL
- Intermediário

TEMPO
- Total de 1 minuto

BENEFÍCIOS
- Ajuda na estabilização global do corpo

RESTRIÇÕES
- Indivíduos com distúrbios lombares devem evitar este exercício

FOCO

- Reto do abdome
- Eretor da espinha

NOTA
O texto em negrito indica músculos principais
O texto em cinza indica outros músculos ativos
* indica músculos profundos

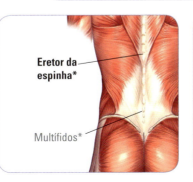

Eretor da espinha*

Multífidos*

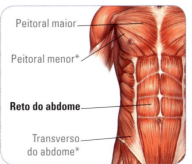

Peitoral maior

Peitoral menor*

Reto do abdome

Transverso do abdome*

ABDOMINAL EM PÉ

ESTÁTICOS

① Comece em pé, com as pernas ligeiramente afastadas e os braços cruzados à frente do corpo.

FAÇA CORRETAMENTE

PROCURE
- Expirar durante a contração.

EVITE
- Executar rapidamente o exercício.

② Incline levemente a pelve para a frente e em seguida para trás durante 5 segundos. Repita três vezes.

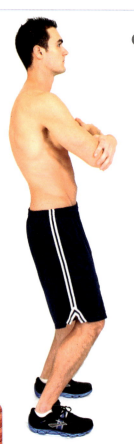

FOCO
- Músculos abdominais
- Região lombar da coluna vertebral

GUIA DO EXERCÍCIO

NÍVEL
- Iniciante

TEMPO
- Tempo total de 15 segundos

BENEFÍCIOS
- Ajuda a eliminar a rigidez do core

RESTRIÇÕES
- Indivíduos com distúrbios lombares devem evitar este exercício

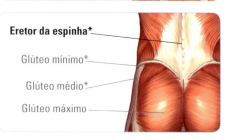

- Reto do abdome
- Transverso do abdome*
- Eretor da espinha*
- Glúteo mínimo*
- Glúteo médio*
- Glúteo máximo

NOTA
O texto em negrito indica músculos principais
O texto em cinza indica outros músculos ativos
* indica músculos profundos

EXERCÍCIOS ESTÁTICOS • 31

INCLINAÇÃO PÉLVICA, SENTADO

FAÇA CORRETAMENTE

PROCURE
- Expirar durante a contração.

EVITE
- Executar rapidamente o exercício.

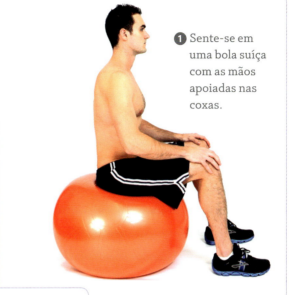

① Sente-se em uma bola suíça com as mãos apoiadas nas coxas.

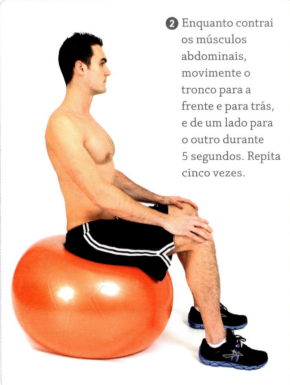

② Enquanto contrai os músculos abdominais, movimente o tronco para a frente e para trás, e de um lado para o outro durante 5 segundos. Repita cinco vezes.

FOCO

- Reduzir a tensão na musculatura paravertebral

NOTA
O texto em negrito indica músculos principais
O texto em cinza indica outros músculos ativos
* indica músculos profundos

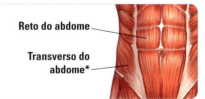

Reto do abdome
Transverso do abdome*

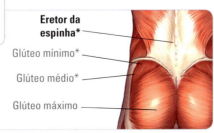

Eretor da espinha*
Glúteo mínimo*
Glúteo médio*
Glúteo máximo

GUIA DO EXERCÍCIO

NÍVEL
- Iniciante

TEMPO
- 30 segundos em posição; tempo total de 2 minutos

BENEFÍCIOS
- Promove maior mobilidade da coluna vertebral

RESTRIÇÕES
- Indivíduos com distúrbios lombares devem evitar este exercício

POSTURA DA CADEIRA

ESTÁTICOS

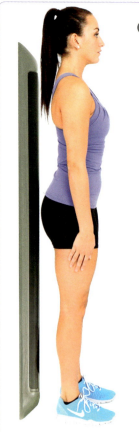

❶ Comece em pé, em posição ereta.

FAÇA CORRETAMENTE

PROCURE
- Manter os músculos abdominais contraídos durante todo o exercício.

EVITE
- Curvar excessivamente a coluna vertebral.

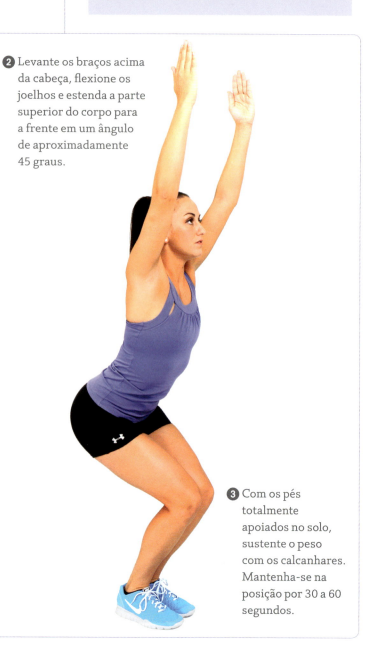

❷ Levante os braços acima da cabeça, flexione os joelhos e estenda a parte superior do corpo para a frente em um ângulo de aproximadamente 45 graus.

❸ Com os pés totalmente apoiados no solo, sustente o peso com os calcanhares. Mantenha-se na posição por 30 a 60 segundos.

GUIA DO EXERCÍCIO

NÍVEL
- Iniciante

TEMPO
- Total de 1 minuto

BENEFÍCIOS
- Ajuda na estabilização global do corpo

RESTRIÇÕES
- Indivíduos com distúrbios lombares devem evitar este exercício

EXERCÍCIOS ESTÁTICOS • 33

FOCO

- Primário: região lombar da coluna vertebral, quadríceps femoral, região posterior da perna
- Secundário: tríceps braquial, deltoides

NOTA
O texto em negrito indica músculos principais
O texto em cinza indica outros músculos ativos
* indica músculos profundos

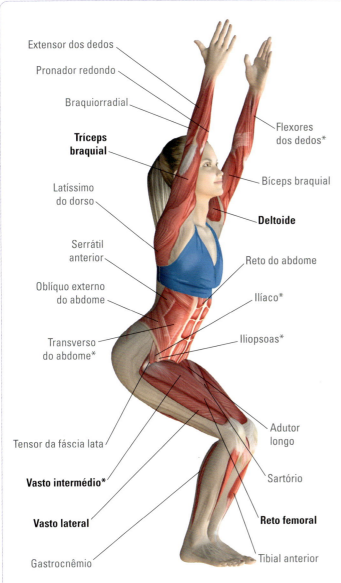

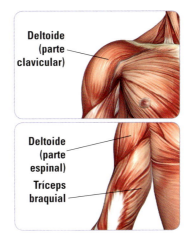

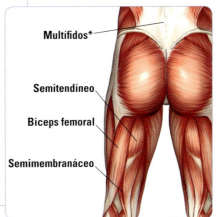

POSTURA DE EQUILÍBRIO COM A PERNA ESTENDIDA

ESTÁTICOS

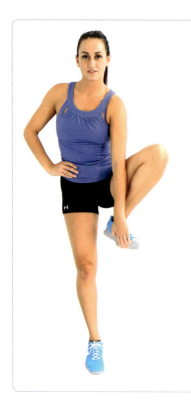

① Comece em pé, com a mão direita apoiada no quadril, e o peso deslocado sobre o pé direito.

② Levante o joelho esquerdo em direção ao tórax e segure o pé com a mão esquerda.

FAÇA CORRETAMENTE

PROCURE
- Manter os quadris alinhados e encaixados.

EVITE
- Impulsionar com o pé.

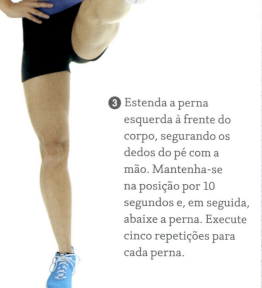

③ Estenda a perna esquerda à frente do corpo, segurando os dedos do pé com a mão. Mantenha-se na posição por 10 segundos e, em seguida, abaixe a perna. Execute cinco repetições para cada perna.

GUIA DO EXERCÍCIO

NÍVEL
- Intermediário

TEMPO
- Total de 2 minutos

BENEFÍCIOS
- Aumenta a estabilidade abdominal e das pernas.

RESTRIÇÕES
- Indivíduos com distúrbios lombares devem evitar este exercício

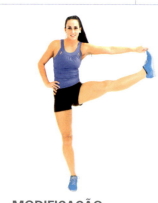

MODIFICAÇÃO

Aumente a dificuldade: Inclua esta etapa antes de abaixar a perna. Movimente lateralmente a perna esquerda, segurando ainda os dedos do pé com a mão. Respire regularmente, mantendo-se na posição por 5 segundos.

EXERCÍCIOS ESTÁTICOS • 35

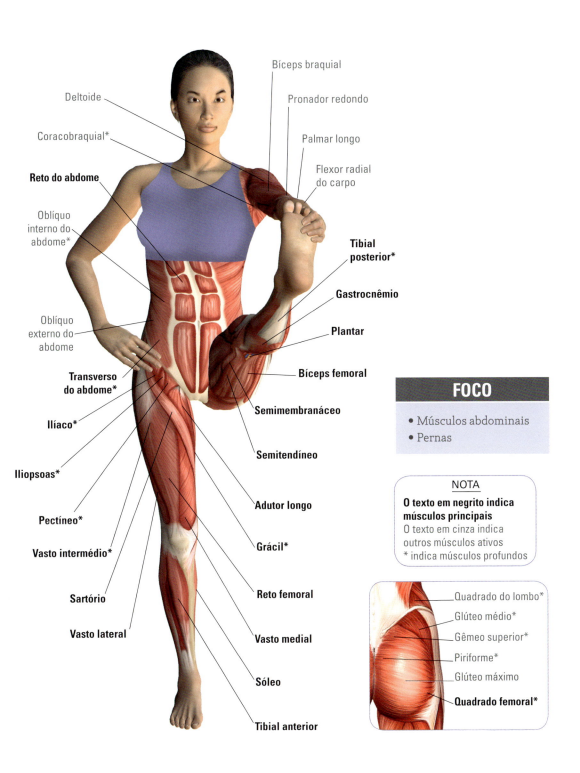

FOCO
- Músculos abdominais
- Pernas

NOTA
O texto em negrito indica músculos principais
O texto em cinza indica outros músculos ativos
* indica músculos profundos

EQUILÍBRIO SENTADO

ESTÁTICOS

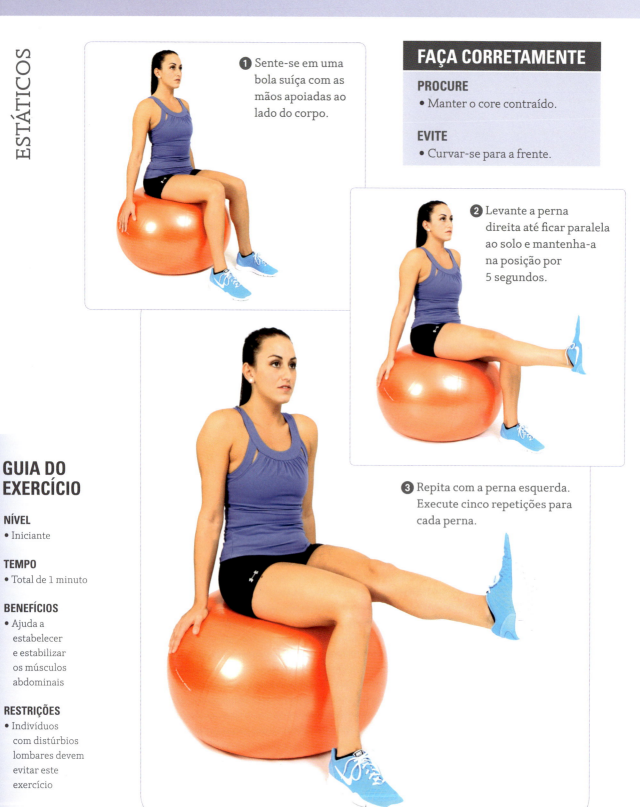

1. Sente-se em uma bola suíça com as mãos apoiadas ao lado do corpo.

2. Levante a perna direita até ficar paralela ao solo e mantenha-a na posição por 5 segundos.

3. Repita com a perna esquerda. Execute cinco repetições para cada perna.

FAÇA CORRETAMENTE

PROCURE
- Manter o core contraído.

EVITE
- Curvar-se para a frente.

GUIA DO EXERCÍCIO

NÍVEL
- Iniciante

TEMPO
- Total de 1 minuto

BENEFÍCIOS
- Ajuda a estabelecer e estabilizar os músculos abdominais

RESTRIÇÕES
- Indivíduos com distúrbios lombares devem evitar este exercício

EXERCÍCIOS ESTÁTICOS • 37

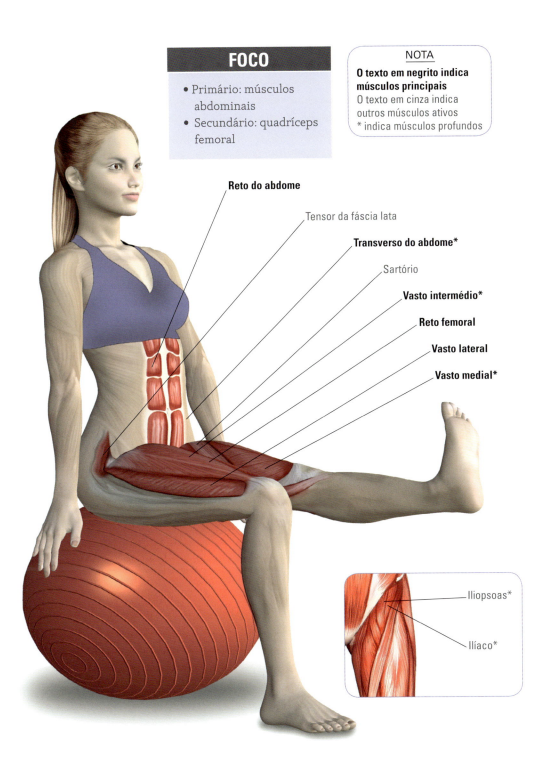

FOCO
- Primário: músculos abdominais
- Secundário: quadríceps femoral

NOTA
O texto em negrito indica músculos principais
O texto em cinza indica outros músculos ativos
* indica músculos profundos

Reto do abdome
Tensor da fáscia lata
Transverso do abdome*
Sartório
Vasto intermédio*
Reto femoral
Vasto lateral
Vasto medial*

Iliopsoas*
Ilíaco*

INCLINAÇÃO POSTERIOR DE COXAS

ESTÁTICOS

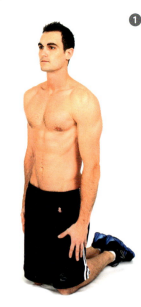

① Ajoelhe-se e mantenha a coluna reta e os braços estendidos ao lado do corpo.

FAÇA CORRETAMENTE

PROCURE
- Manter uma linha reta do tronco até os joelhos.

EVITE
- Inclinar-se exageradamente para trás.

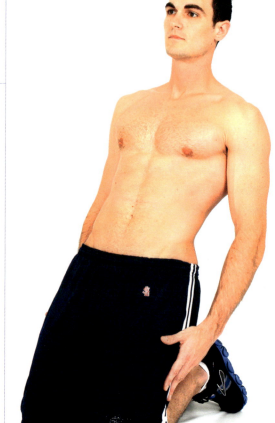

② Incline-se para trás enquanto mantém o corpo reto e os músculos abdominais contraídos.

③ Ao inclinar-se para trás, contraia os glúteos e, em seguida, retorne lentamente à posição inicial. Complete 10 repetições.

GUIA DO EXERCÍCIO

NÍVEL
- Avançado

TEMPO
- Total de 1 minuto

BENEFÍCIOS
- Aumenta a força dos músculos abdominais e das coxas

RESTRIÇÕES
- Indivíduos com distúrbios lombares devem evitar este exercício

EXERCÍCIOS ESTÁTICOS • 39

FOCO
- Músculos abdominais
- Quadríceps femoral

NOTA
O texto em negrito indica músculos principais
O texto em cinza indica outros músculos ativos
* indica músculos profundos

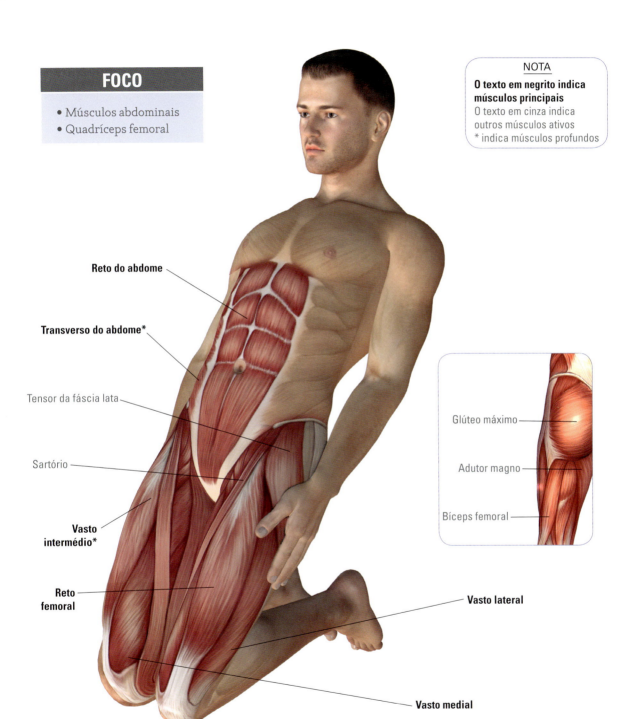

PRANCHA

ESTÁTICOS

① Adote a posição de quatro apoios e, em seguida, mantenha os antebraços em contato com o solo e paralelos entre si, com cotovelos flexionados em 90 graus.

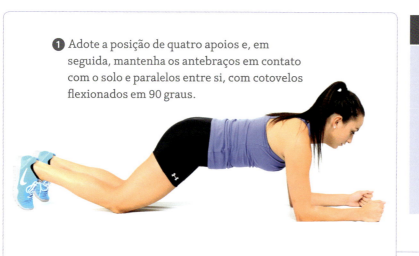

FAÇA CORRETAMENTE

PROCURE
- Manter os músculos abdominais contraídos e o corpo formando uma linha reta.

EVITE
- Elevar muito o corpo, pois isso pode diminuir o esforço dos músculos ativos.

② Levante os joelhos do solo e estenda as pernas até que formem uma linha reta com o restante do corpo. Mantenha-se na posição por 30 segundos (até conseguir chegar a 120 segundos).

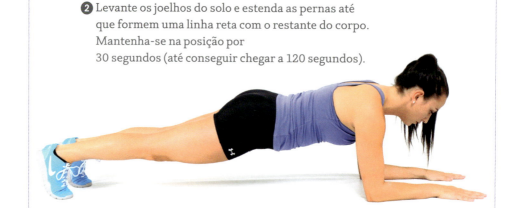

GUIA DO EXERCÍCIO

NÍVEL
- Iniciante a intermediário

TEMPO
- Iniciante: total de 30 segundos; intermediário: total de 2 minutos

BENEFÍCIOS
- Aumenta a capacidade de sustentar o próprio peso corporal

RESTRIÇÕES
- Embora não haja restrição, mulheres gestantes devem executar este exercício com cautela

FOCO
- Reto do abdome
- Eretor da espinha

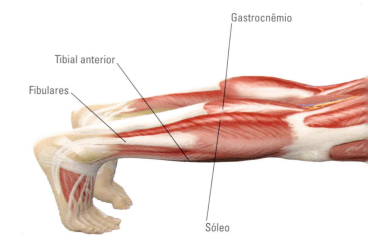

Gastrocnêmio
Tibial anterior
Fibulares
Sóleo

EXERCÍCIOS ESTÁTICOS • 41

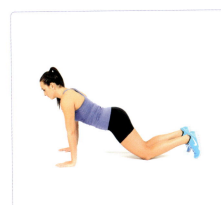

MODIFICAÇÃO
Aumente a dificuldade: Quando estiver sobre quatro apoios, em vez de apoiar os antebraços no solo, estenda completamente os cotovelos e, em seguida, passe à etapa 2 (página anterior).

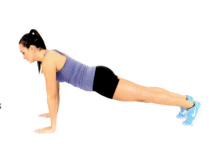

NOTA
O texto em negrito indica músculos principais
O texto em cinza indica outros músculos ativos
* indica músculos profundos

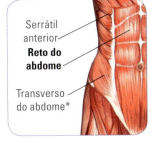

Serrátil anterior
Reto do abdome
Transverso do abdome*

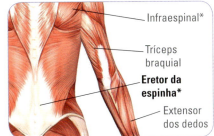

Infraespinal*
Tríceps braquial
Eretor da espinha*
Extensor dos dedos

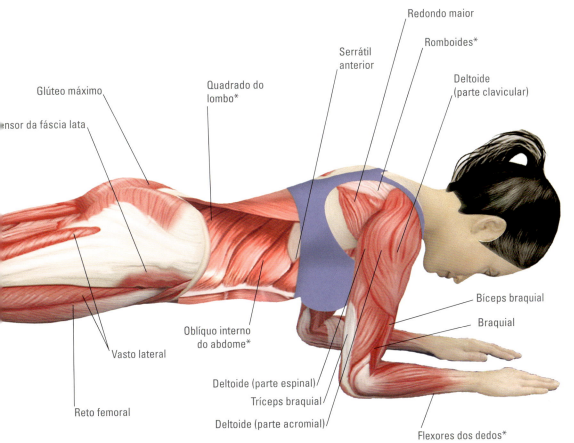

Glúteo máximo
Tensor da fáscia lata
Quadrado do lombo*
Serrátil anterior
Redondo maior
Romboides*
Deltoide (parte clavicular)
Bíceps braquial
Braquial
Vasto lateral
Oblíquo interno do abdome*
Reto femoral
Deltoide (parte espinal)
Tríceps braquial
Deltoide (parte acromial)
Flexores dos dedos*

PRANCHA LATERAL

ESTÁTICOS

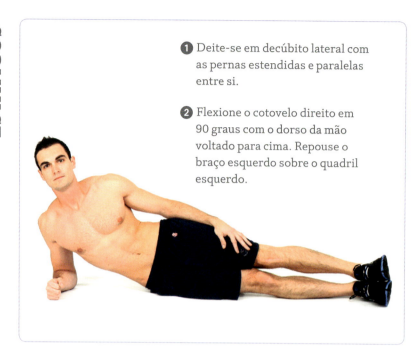

① Deite-se em decúbito lateral com as pernas estendidas e paralelas entre si.

② Flexione o cotovelo direito em 90 graus com o dorso da mão voltado para cima. Repouse o braço esquerdo sobre o quadril esquerdo.

FAÇA CORRETAMENTE

PROCURE
- Impulsionar-se igualmente com o antebraço e os quadris.

EVITE
- Forçar exageradamente os ombros.

GUIA DO EXERCÍCIO

NÍVEL
- Avançado

TEMPO
- Total de 2 minutos

BENEFÍCIOS
- Aumenta a força isométrica para estabilização do tronco

RESTRIÇÕES
- Indivíduos com lombalgia crônica devem ter cuidado ao realizar este exercício

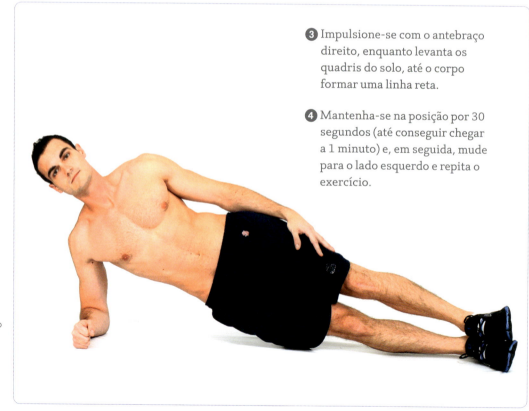

③ Impulsione-se com o antebraço direito, enquanto levanta os quadris do solo, até o corpo formar uma linha reta.

④ Mantenha-se na posição por 30 segundos (até conseguir chegar a 1 minuto) e, em seguida, mude para o lado esquerdo e repita o exercício.

EXERCÍCIOS ESTÁTICOS • 43

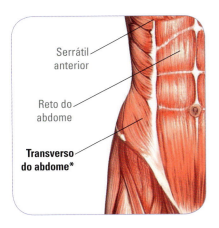

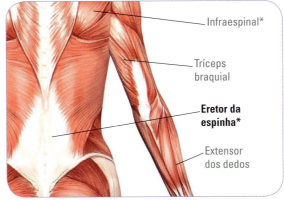

NOTA
O texto em negrito indica músculos principais
O texto em cinza indica outros músculos ativos
* indica músculos profundos

FOCO
- Transverso do abdome
- Eretor da espinha
- Deltoides

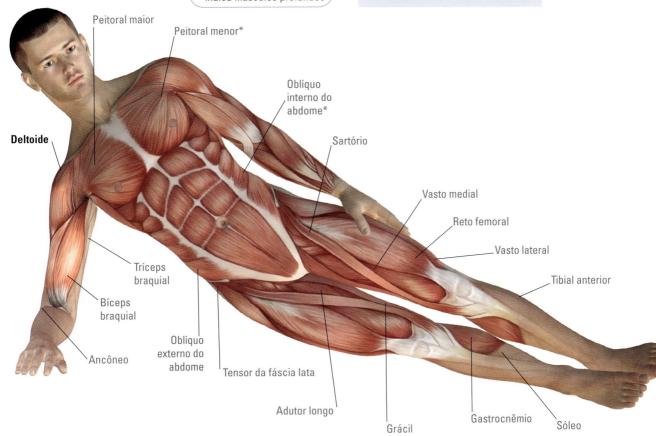

PRANCHA FRONTAL

ESTÁTICOS

① Sente-se com as pernas estendidas à sua frente e os braços apoiados atrás do corpo, com as pontas dos dedos das mãos voltadas para a frente.

FAÇA CORRETAMENTE

PROCURE
- Manter a pelve elevada durante o exercício.

EVITE
- Deixar que os ombros retraiam.

② Impulsione-se com as palmas das mãos e levante os quadris e glúteos do solo até que o corpo forme uma linha reta a partir dos ombros.

GUIA DO EXERCÍCIO

NÍVEL
- Intermediário

TEMPO
- Total de 1 minuto

BENEFÍCIOS
- Aumenta a capacidade de sustentar o próprio peso corporal

RESTRIÇÕES
- Indivíduos com distúrbios lombares devem evitar este exercício

③ Levante uma perna, mantenha-a na posição por 30 segundos e, em seguida, alterne a perna.

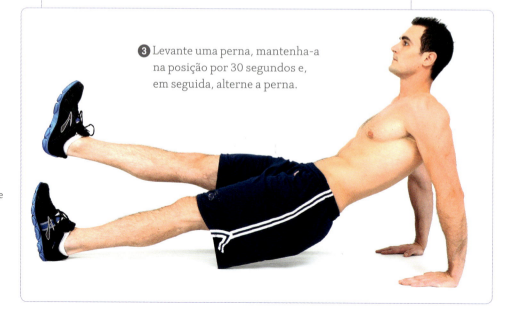

EXERCÍCIOS ESTÁTICOS • 45

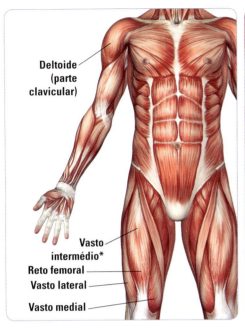

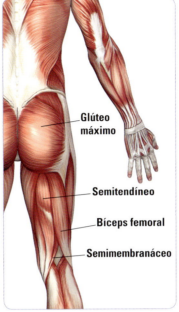

FOCO

- Glúteos
- Isquiocrurais
- Quadríceps femoral
- Deltoides
- Bíceps braquial
- Tríceps braquial
- Músculos abdominais
- Eretor da espinha

NOTA
O texto em negrito indica músculos principais
O texto em cinza indica outros músculos ativos
* indica músculos profundos

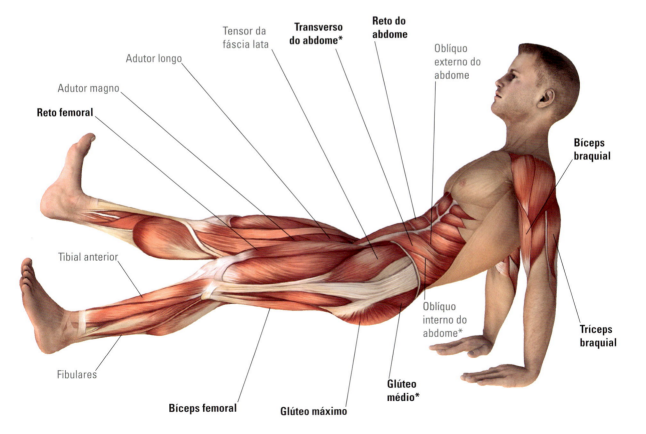

ROLAMENTO PARA BAIXO EM PRANCHA

ESTÁTICOS

❶ A partir da posição em pé, incline-se para a frente, mantendo as pernas estendidas à medida que toca o solo com as mãos.

❷ Caminhe com as mãos, afastando-as dos pés, até atingir a posição de prancha.

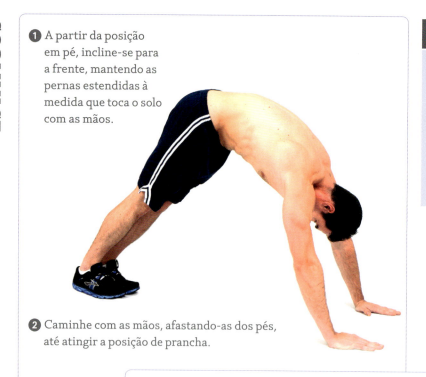

FAÇA CORRETAMENTE

PROCURE
- Manter o corpo reto ao chegar à posição de prancha.

EVITE
- Abaixar exageradamente o corpo para não forçar a região lombar da coluna vertebral.

❸ Uma vez em posição de prancha, mantenha os braços estendidos à medida que mergulha entre os ombros.

❹ Mantenha-se na posição por 10 segundos e em seguida retorne com as mãos em direção aos pés e à posição inicial. Repita seis vezes.

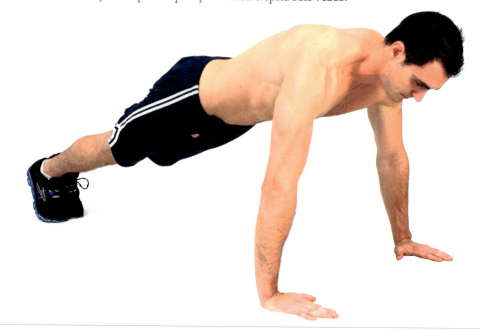

GUIA DO EXERCÍCIO

NÍVEL
- Intermediário

TEMPO
- Total de 1 minuto

BENEFÍCIOS
- Ajuda a fortalecer e estabilizar a parte superior do corpo

RESTRIÇÕES
- Indivíduos com mobilidade do punho reduzida ou dor no ombro devem evitar este exercício

EXERCÍCIOS ESTÁTICOS • 47

MODIFICAÇÃO
Reduza a dificuldade: Apoie os antebraços no solo em vez das mãos.

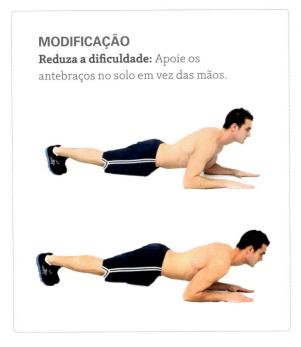

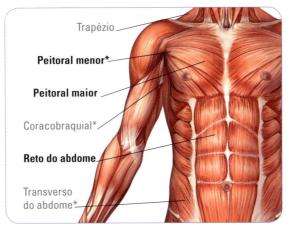

NOTA
O texto em negrito indica músculos principais
O texto em cinza indica outros músculos ativos
* indica músculos profundos

FOCO
- Peitorais
- Bíceps braquial
- Tríceps braquial
- Reto do abdome

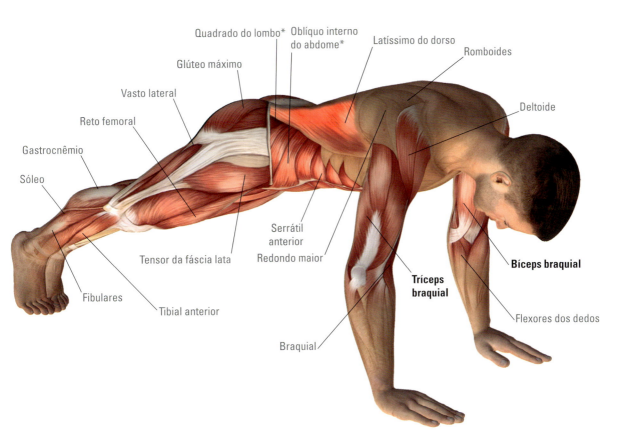

AGACHAMENTO CONTRA PAREDE

ESTÁTICOS

① Comece em pé com as costas apoiadas em uma parede, dê um passo adiante com os dois pés e apoie firmemente a região lombar contra a parede.

FAÇA CORRETAMENTE

PROCURE
- Manter a região lombar encostada vigorosamente à parede durante todo o exercício.

EVITE
- Ultrapassar o nível dos pés com os joelhos.

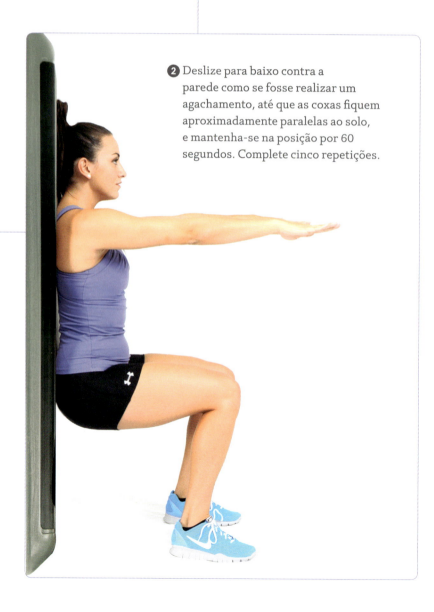

② Deslize para baixo contra a parede como se fosse realizar um agachamento, até que as coxas fiquem aproximadamente paralelas ao solo, e mantenha-se na posição por 60 segundos. Complete cinco repetições.

GUIA DO EXERCÍCIO

NÍVEL
- Intermediário

TEMPO
- Total de 5 minutos

BENEFÍCIOS
- Fortalece a parte inferior do corpo

RESTRIÇÕES
- Indivíduos com dores no joelho devem evitar este exercício

EXERCÍCIOS ESTÁTICOS • 49

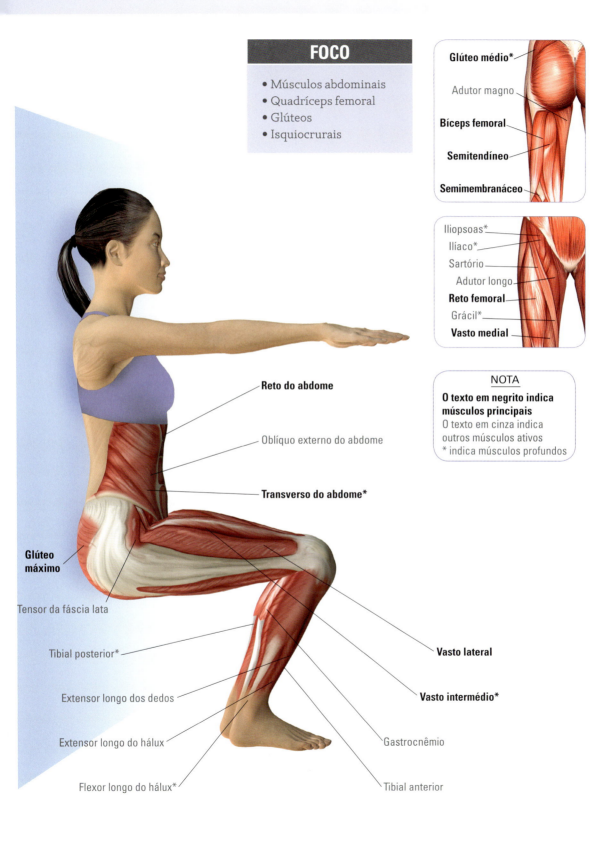

FOCO
- Músculos abdominais
- Quadríceps femoral
- Glúteos
- Isquiocrurais

Glúteo médio*
Adutor magno
Bíceps femoral
Semitendíneo
Semimembranáceo

Iliopsoas*
Ilíaco*
Sartório
Adutor longo
Reto femoral
Grácil*
Vasto medial

NOTA
O texto em negrito indica músculos principais
O texto em cinza indica outros músculos ativos
* indica músculos profundos

Reto do abdome
Oblíquo externo do abdome
Transverso do abdome*
Glúteo máximo
Tensor da fáscia lata
Tibial posterior*
Extensor longo dos dedos
Extensor longo do hálux
Flexor longo do hálux*
Vasto lateral
Vasto intermédio*
Gastrocnêmio
Tibial anterior

QUADRÚPEDE

ESTÁTICOS

FAÇA CORRETAMENTE

PROCURE
- Manter a coluna reta durante todo o exercício.

EVITE
- Movimentos bruscos.

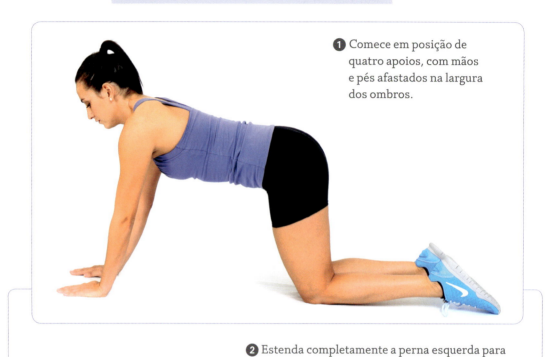

❶ Comece em posição de quatro apoios, com mãos e pés afastados na largura dos ombros.

GUIA DO EXERCÍCIO

NÍVEL
- Iniciante

TEMPO
- Total de 3 minutos

BENEFÍCIOS
- Ajuda a desenvolver o core

RESTRIÇÕES
- Indivíduos com lombalgia devem evitar este exercício

❷ Estenda completamente a perna esquerda para trás e o braço direito para a frente. Mantenha-se na posição por 30 segundos e retorne aos quatro apoios. Repita o exercício e, em seguida, alterne os braços e as pernas para mais duas repetições.

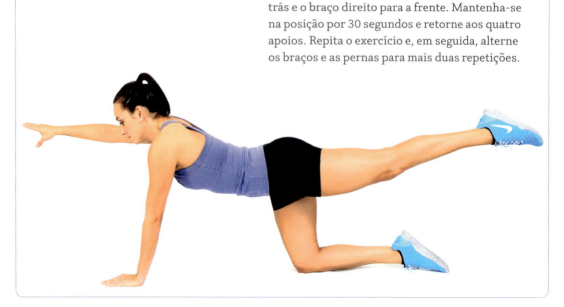

EXERCÍCIOS ESTÁTICOS • 51

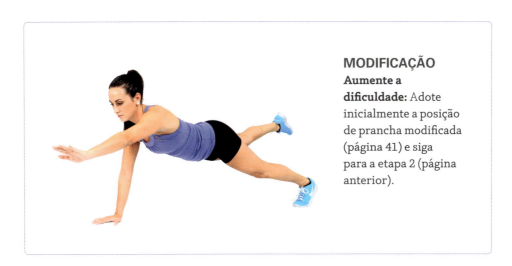

MODIFICAÇÃO
Aumente a dificuldade: Adote inicialmente a posição de prancha modificada (página 41) e siga para a etapa 2 (página anterior).

FOCO
- Ombros
- Região superior das costas
- Core

NOTA
O texto em negrito indica músculos principais
O texto em cinza indica outros músculos ativos
* indica músculos profundos

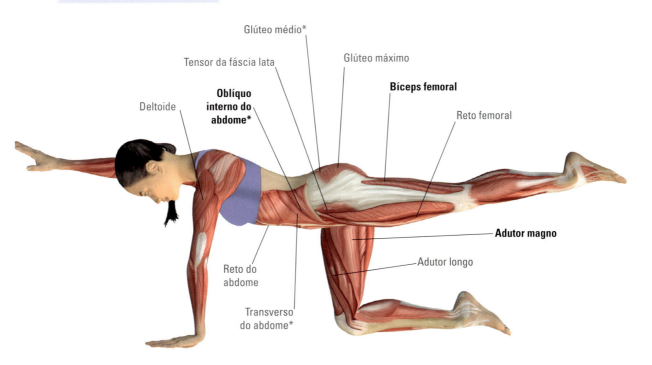

ISOMETRIA NA BOLA SUÍÇA

ESTÁTICOS

FAÇA CORRETAMENTE

PROCURE
- Manter a coluna reta durante todo o exercício.

EVITE
- Deixar a região lombar ceder.

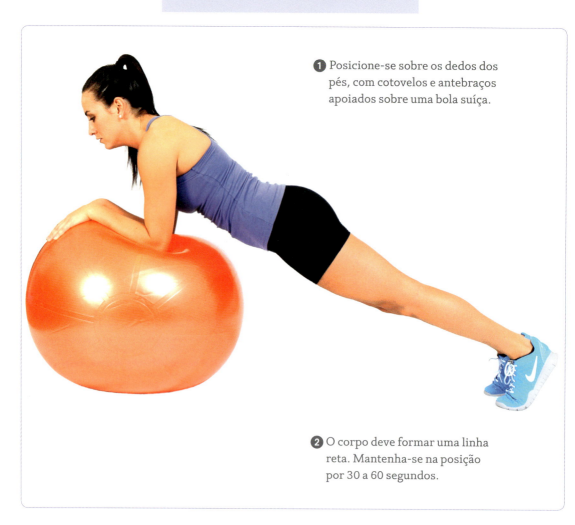

❶ Posicione-se sobre os dedos dos pés, com cotovelos e antebraços apoiados sobre uma bola suíça.

❷ O corpo deve formar uma linha reta. Mantenha-se na posição por 30 a 60 segundos.

GUIA DO EXERCÍCIO

NÍVEL
- Avançado

TEMPO
- Total de 60 segundos

BENEFÍCIOS
- Aumenta a força e estabilidade do core

RESTRIÇÕES
- Indivíduos com distúrbios lombares devem evitar este exercício

EXERCÍCIOS ESTÁTICOS • 53

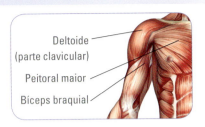

NOTA
O texto em negrito indica músculos principais
O texto em cinza indica outros músculos ativos
* indica músculos profundos

FOCO
- Todo o core

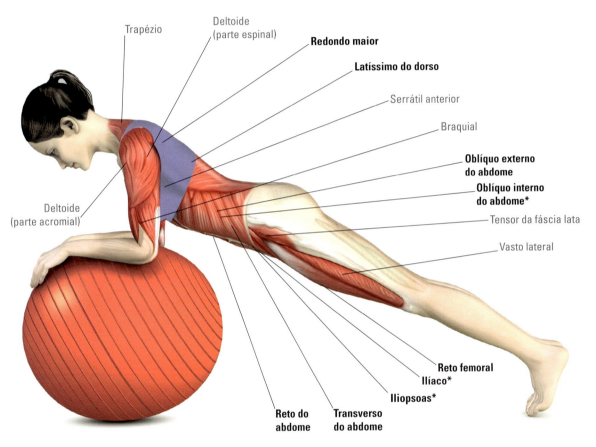

- Deltoide (parte clavicular)
- Peitoral maior
- Bíceps braquial
- Trapézio
- Deltoide (parte espinal)
- **Redondo maior**
- **Latíssimo do dorso**
- Serrátil anterior
- Braquial
- **Oblíquo externo do abdome**
- **Oblíquo interno do abdome***
- Tensor da fáscia lata
- Vasto lateral
- Deltoide (parte acromial)
- Reto femoral
- Ilíaco*
- Iliopsoas*
- Reto do abdome
- Transverso do abdome

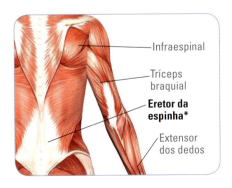

- Infraespinal
- Tríceps braquial
- **Eretor da espinha***
- Extensor dos dedos

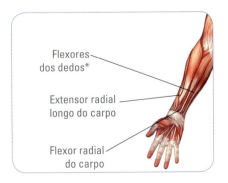

- Flexores dos dedos*
- Extensor radial longo do carpo
- Flexor radial do carpo

SENTADO À PONTE NA BOLA SUÍÇA

ESTÁTICOS

① Sente-se ereto em uma bola suíça, com as plantas dos pés apoiadas no solo e as mãos sobre os joelhos ou coxas.

FAÇA CORRETAMENTE

PROCURE
- Inclinar-se para trás de forma lenta e cuidadosa, e expirar durante a contração.

EVITE
- O deslocamento lateral da bola.

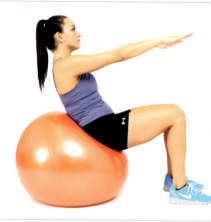

② Estenda os braços à frente do corpo e, lentamente, dê um passo adiante enquanto se inclina para trás sobre a bola, permitindo que ela role sobre sua coluna.

GUIA DO EXERCÍCIO

NÍVEL
- Intermediário

TEMPO
- Total de 30 segundos

BENEFÍCIOS
- Aumenta a extensão da coluna vertebral e alonga a região superior das costas e os músculos abdominais

RESTRIÇÕES
- Indivíduos com distúrbios lombares devem evitar este exercício

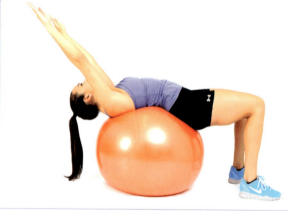

③ Avance com os pés, de modo que a bola continue a rolar sobre a coluna, estendendo os braços para trás, além da cabeça.

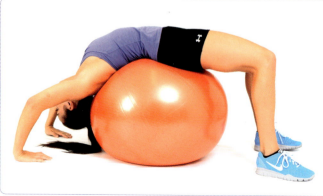

④ Estenda o tronco até que as mãos toquem o solo, com os cotovelos levemente flexionados, e a região posterior da cabeça apoiada na bola. Mantenha-se em posição de ponte por 5 segundos, finalizando com expiração.

⑤ Para sair do alongamento, levante a cabeça da bola e retorne lentamente à posição inicial.

EXERCÍCIOS ESTÁTICOS • 55

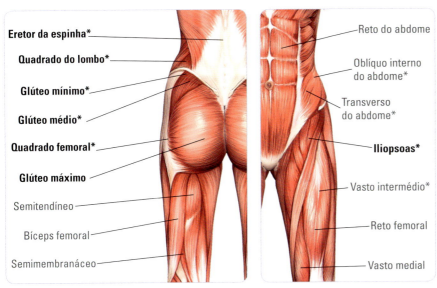

FOCO
• Todo o core

NOTA
O texto em negrito indica músculos principais
O texto em cinza indica outros músculos ativos
* indica músculos profundos

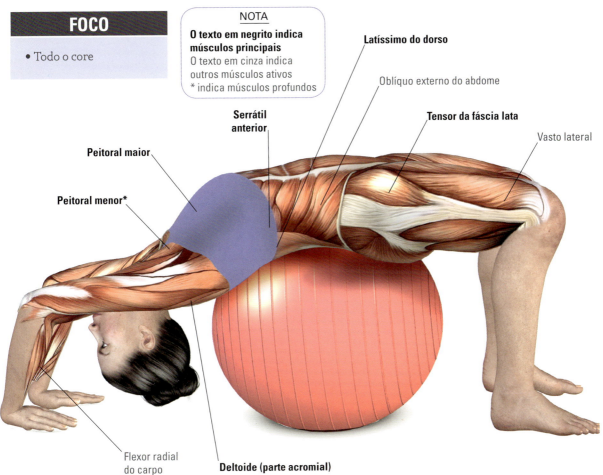

PONTE

ESTÁTICOS

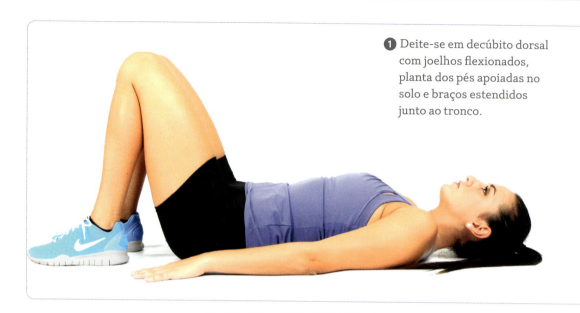

① Deite-se em decúbito dorsal com joelhos flexionados, planta dos pés apoiadas no solo e braços estendidos junto ao tronco.

FAÇA CORRETAMENTE

PROCURE
- Pressionar os calcanhares contra o solo, e não os dedos.

EVITE
- Hiperestender o tronco na posição final, sem que o abdome ultrapasse o plano das coxas.

GUIA DO EXERCÍCIO

NÍVEL
- Intermediário

TEMPO
- Total de 90 segundos

BENEFÍCIOS
- Aumenta a força nos glúteos e isquiocrurais

RESTRIÇÕES
- Indivíduos com distúrbios lombares devem evitar este exercício

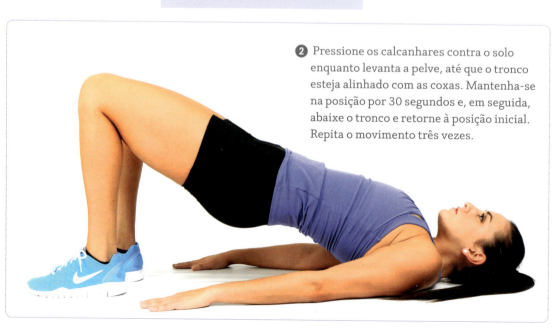

② Pressione os calcanhares contra o solo enquanto levanta a pelve, até que o tronco esteja alinhado com as coxas. Mantenha-se na posição por 30 segundos e, em seguida, abaixe o tronco e retorne à posição inicial. Repita o movimento três vezes.

EXERCÍCIOS ESTÁTICOS • 57

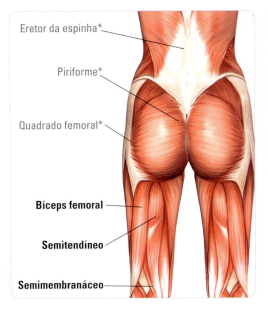

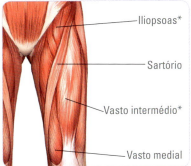

FOCO
- Glúteos
- Isquiocrurais

NOTA
O texto em negrito indica músculos principais
O texto em cinza indica outros músculos ativos
* indica músculos profundos

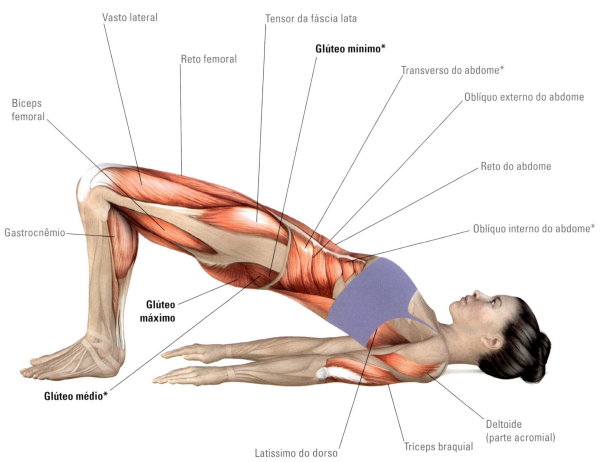

PONTE COM FLEXÃO UNILATERAL DO QUADRIL

ESTÁTICOS

FAÇA CORRETAMENTE

PROCURE
- Manter firmemente a coluna em contato com o solo.

EVITE
- Forçar ou puxar excessivamente o joelho.

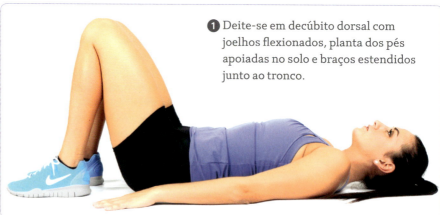

① Deite-se em decúbito dorsal com joelhos flexionados, planta dos pés apoiadas no solo e braços estendidos junto ao tronco.

GUIA DO EXERCÍCIO

NÍVEL
- Intermediário

TEMPO
- Total de 2 minutos

BENEFÍCIOS
- Aumenta a força nos glúteos e isquiocrurais

RESTRIÇÕES
- Indivíduos com distúrbios lombares devem evitar este exercício

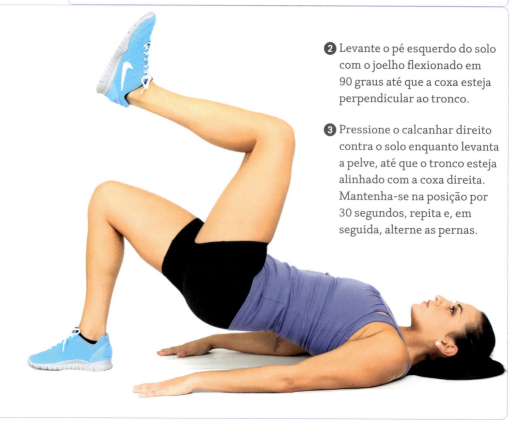

② Levante o pé esquerdo do solo com o joelho flexionado em 90 graus até que a coxa esteja perpendicular ao tronco.

③ Pressione o calcanhar direito contra o solo enquanto levanta a pelve, até que o tronco esteja alinhado com a coxa direita. Mantenha-se na posição por 30 segundos, repita e, em seguida, alterne as pernas.

EXERCÍCIOS ESTÁTICOS • 59

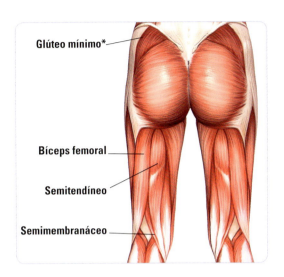

FOCO

- Glúteos
- Isquiocrurais

NOTA
O texto em negrito indica músculos principais
O texto em cinza indica outros músculos ativos
* indica músculos profundos

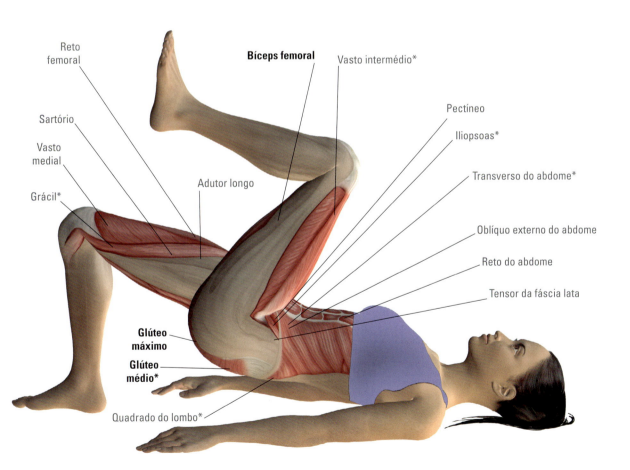

POSIÇÃO DE FLEXÃO NO SOLO (FASE BAIXA)

ESTÁTICOS

FAÇA CORRETAMENTE

PROCURE
- Manter os músculos abdominais e do tórax contraídos.

EVITE
- Levantar demais o corpo para não forçar os músculos ativos.

① Posicione-se de frente para o solo, apoiado sobre as pontas dos dedos dos pés e as palmas das mãos. As mãos devem permanecer paralelas entre si e afastadas na largura dos ombros, logo atrás destes, como se você fosse executar o movimento de flexão no solo.

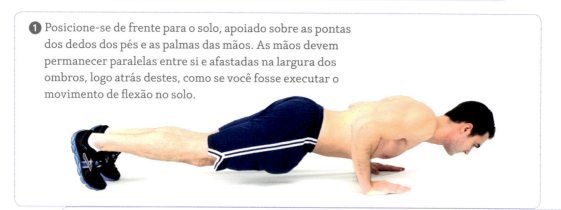

② Levante os joelhos e o tórax, e estenda as pernas. Permaneça suspenso na posição de flexão por 30 segundos (até conseguir chegar a 120 segundos).

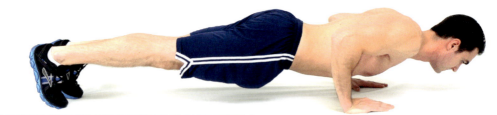

GUIA DO EXERCÍCIO

NÍVEL
- Avançado

TEMPO
- Total de 2 minutos

BENEFÍCIOS
- Aumenta a capacidade de sustentar o próprio peso corporal

RESTRIÇÕES
- Indivíduos com distúrbios lombares devem evitar este exercício

MODIFICAÇÃO
- Pode-se executar uma variante mais fácil deste exercício mantendo-se os joelhos apoiados no solo

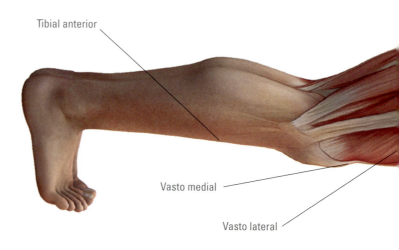

Tibial anterior

Vasto medial

Vasto lateral

EXERCÍCIOS ESTÁTICOS • 61

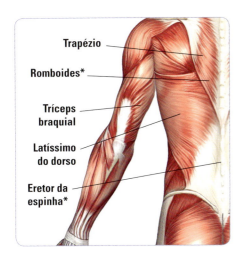

FOCO

- Peitorais
- Deltoide (parte clavicular)
- Região superior das costas
- Tríceps braquial
- Core

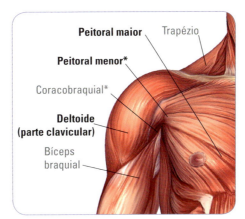

NOTA
O texto em negrito indica músculos principais
O texto em cinza indica outros músculos ativos
* indica músculos profundos

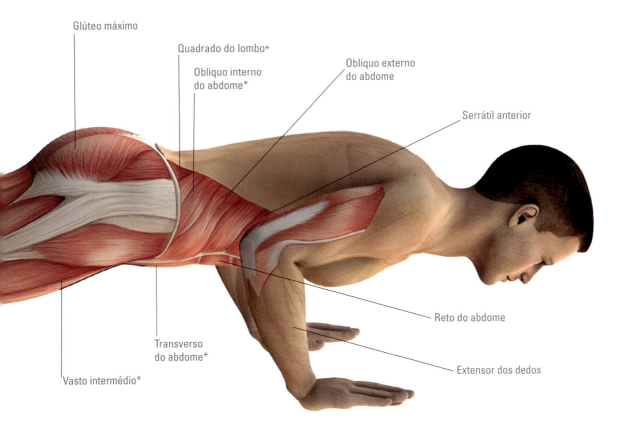

EQUILÍBRIO UNIPEDAL

ESTÁTICOS

❶ Comece em pé, com as mãos apoiadas nos quadris. Levante o joelho direito flexionando-o em 90 graus à frente do corpo. Mantenha-se na posição por 15 segundos.

FAÇA CORRETAMENTE

PROCURE
- Manter uma postura ereta durante todo o exercício.

EVITE
- Afastar as mãos dos quadris.

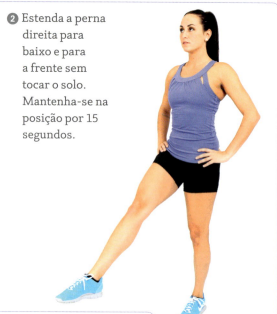

❷ Estenda a perna direita para baixo e para a frente sem tocar o solo. Mantenha-se na posição por 15 segundos.

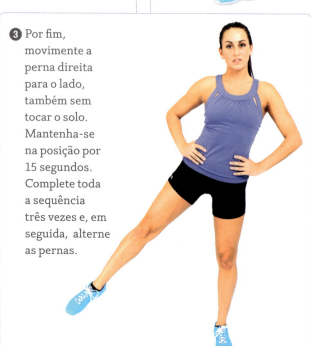

❸ Por fim, movimente a perna direita para o lado, também sem tocar o solo. Mantenha-se na posição por 15 segundos. Complete toda a sequência três vezes e, em seguida, alterne as pernas.

GUIA DO EXERCÍCIO

NÍVEL
- Intermediário

TEMPO
- Total de 5 minutos

BENEFÍCIOS
- Fortalece os membros inferiores e o core, e aumenta a estabilidade do corpo

RESTRIÇÕES
- Indivíduos com distúrbios do joelho devem evitar este exercício

MODIFICAÇÃO
- Pode-se executar uma variante mais difícil deste exercício batendo-se suavemente o calcanhar no solo entre as passadas

EXERCÍCIOS ESTÁTICOS • 63

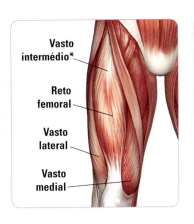

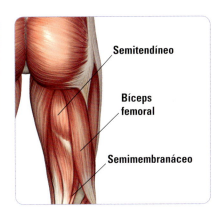

FOCO
- Todo o core
- Quadríceps femoral
- Isquiocrurais

NOTA
O texto em negrito indica músculos principais
O texto em cinza indica outros músculos ativos
* indica músculos profundos

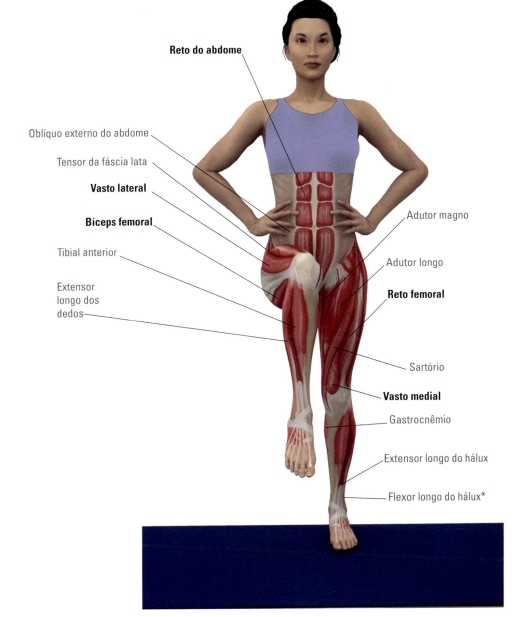

64 • ESTABILIDADE DO CORE – ANATOMIA ILUSTRADA

AVANÇO ALTO

ESTÁTICOS

① Em pé, desloque o pé direito à frente enquanto apoia as mãos no solo, uma de cada lado do pé.

FAÇA CORRETAMENTE

PROCURE
- Deixar as costas retas durante o exercício para ajudar a manter a coluna alongada.

EVITE
- Tocar o solo com o joelho da perna recuada.

② Dê um grande passo para trás com a perna esquerda de modo que ela forme uma linha reta com o corpo. Mantenha a ponta do pé recuado em contato com o solo. Pressione o calcanhar direito contra o solo, contraindo os músculos da coxa. Mantenha-se na posição por 30 segundos (até conseguir chegar a 1 minuto).

③ Recue a perna esquerda até que fique paralela à direita e, em seguida, repita o exercício recuando a perna direita.

GUIA DO EXERCÍCIO

NÍVEL
- Intermediário

TEMPO
- Total de 1 minuto

BENEFÍCIOS
- Ajuda a fortalecer as pernas e os músculos abdominais

RESTRIÇÕES
- Indivíduos com lesão no quadril devem evitar este exercício

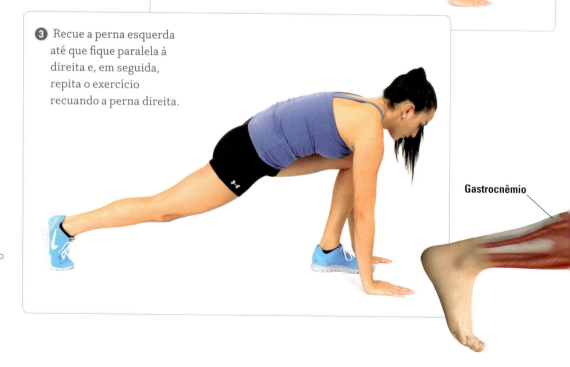

Gastrocnêmio

EXERCÍCIOS ESTÁTICOS • 65

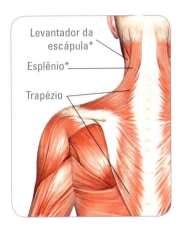

FOCO

- Todo o core
- Glúteos
- Quadríceps femoral
- Isquiocrurais
- Região posterior da perna

NOTA
O texto em negrito indica músculos principais
O texto em cinza indica outros músculos ativos
* indica músculos profundos

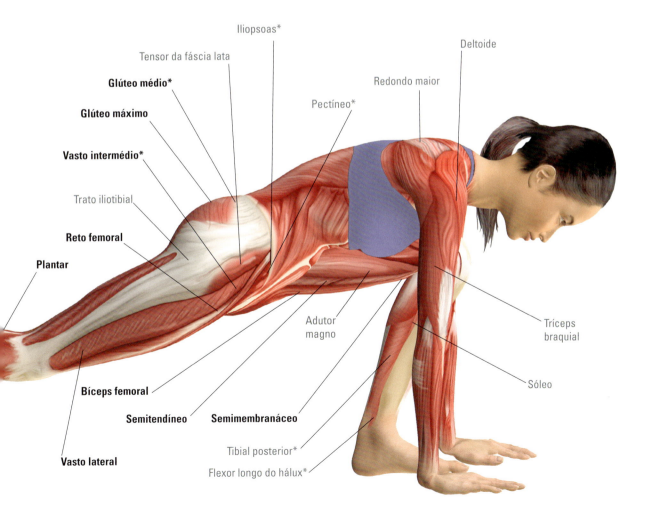

AVIÃO

ESTÁTICOS

① Comece em posição vertical e ereta, com os pés afastados na largura dos ombros, pernas levemente flexionadas e braços estendidos acima da cabeça.

FAÇA CORRETAMENTE

PROCURE
- Manter a coluna reta durante todo o exercício.

EVITE
- Tocar o solo com o pé.

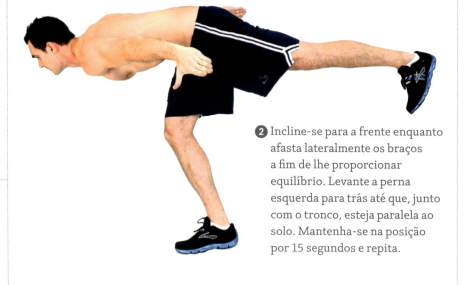

② Incline-se para a frente enquanto afasta lateralmente os braços a fim de lhe proporcionar equilíbrio. Levante a perna esquerda para trás até que, junto com o tronco, esteja paralela ao solo. Mantenha-se na posição por 15 segundos e repita.

GUIA DO EXERCÍCIO

NÍVEL
- Avançado

TEMPO
- Total de 1 minuto

BENEFÍCIOS
- Ajuda na estabilização global do corpo

RESTRIÇÕES
- Indivíduos com distúrbios lombares devem evitar este exercício

MODIFICAÇÃO
- Pode-se executar uma variante mais fácil deste exercício apoiando-se em um mastro à frente do corpo

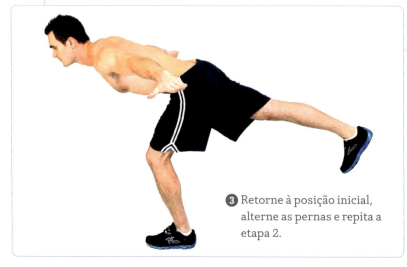

③ Retorne à posição inicial, alterne as pernas e repita a etapa 2.

EXERCÍCIOS ESTÁTICOS • 67

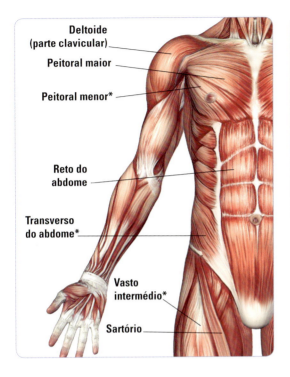

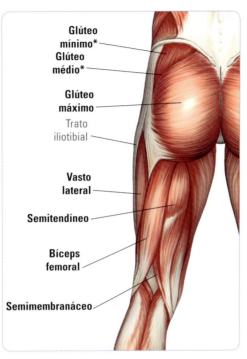

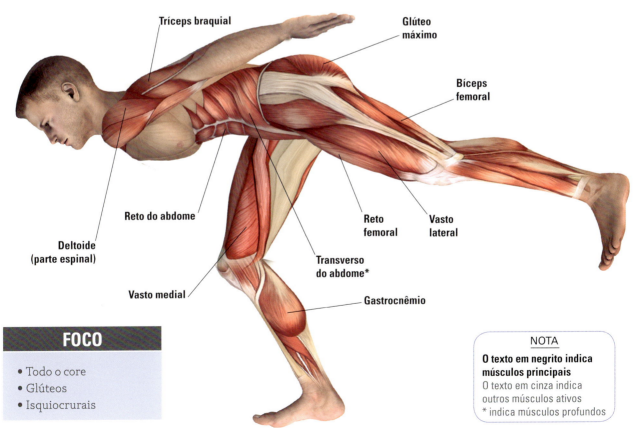

FOCO
- Todo o core
- Glúteos
- Isquiocrurais

NOTA
O texto em negrito indica músculos principais
O texto em cinza indica outros músculos ativos
* indica músculos profundos

AGACHAMENTO SUMÔ ESTÁTICO

ESTÁTICOS

① Comece em posição vertical e ereta, com os pés afastados além da largura dos ombros.

FAÇA CORRETAMENTE

PROCURE
- Manter a coluna vertebral em posição neutra.

EVITE
- Flexionar os joelhos além da linha dos pés.

② Abaixe-se até a posição de agachamento profundo, com as mãos apoiadas sobre a região medial das coxas. Mantenha-se na posição por 30 segundos e repita.

GUIA DO EXERCÍCIO

NÍVEL
- Iniciante

TEMPO
- Total de 1 minuto

BENEFÍCIOS
- Ajuda a manter as pernas flexíveis e fortes

RESTRIÇÕES
- Indivíduos com distúrbios lombares ou no joelho devem evitar este exercício

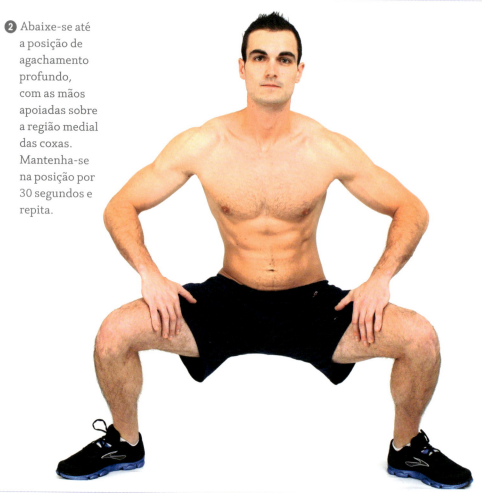

EXERCÍCIOS ESTÁTICOS • 69

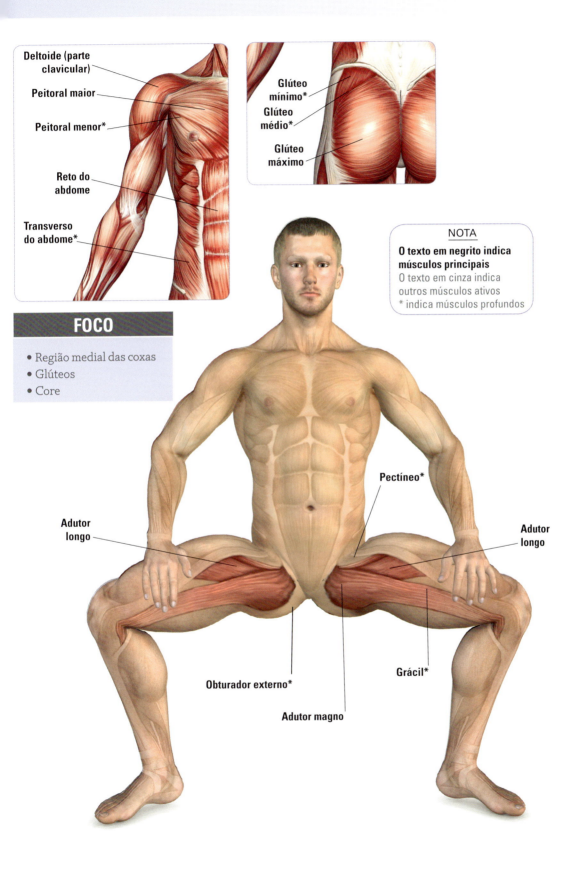

FOCO
- Região medial das coxas
- Glúteos
- Core

NOTA
O texto em negrito indica músculos principais
O texto em cinza indica outros músculos ativos
* indica músculos profundos

ROLAMENTO LATERAL

ESTÁTICOS

FAÇA CORRETAMENTE

PROCURE
- Manter as costas firmes.

EVITE
- Abaixar os quadris.

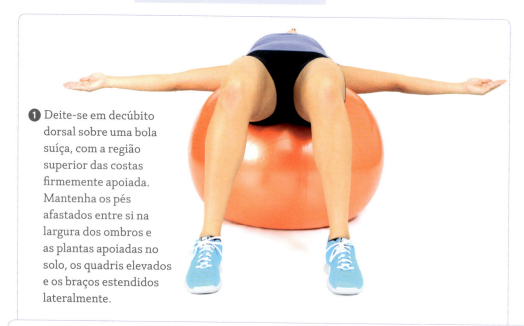

① Deite-se em decúbito dorsal sobre uma bola suíça, com a região superior das costas firmemente apoiada. Mantenha os pés afastados entre si na largura dos ombros e as plantas apoiadas no solo, os quadris elevados e os braços estendidos lateralmente.

GUIA DO EXERCÍCIO

NÍVEL
- Intermediário

TEMPO
- Total de 4 minutos

BENEFÍCIOS
- Ajuda a estabilizar o tronco

RESTRIÇÕES
- Indivíduos com lombalgia crônica devem ter cautela ao optar por este exercício

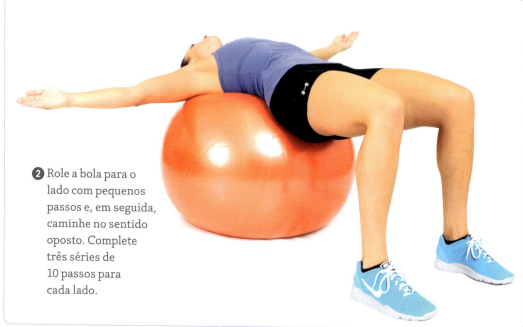

② Role a bola para o lado com pequenos passos e, em seguida, caminhe no sentido oposto. Complete três séries de 10 passos para cada lado.

EXERCÍCIOS ESTÁTICOS • 71

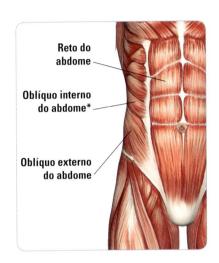

- Reto do abdome
- Oblíquo interno do abdome*
- Oblíquo externo do abdome

FOCO

- Reto do abdome
- Oblíquos do abdome

NOTA
O texto em negrito indica músculos principais
O texto em cinza indica outros músculos ativos
* indica músculos profundos

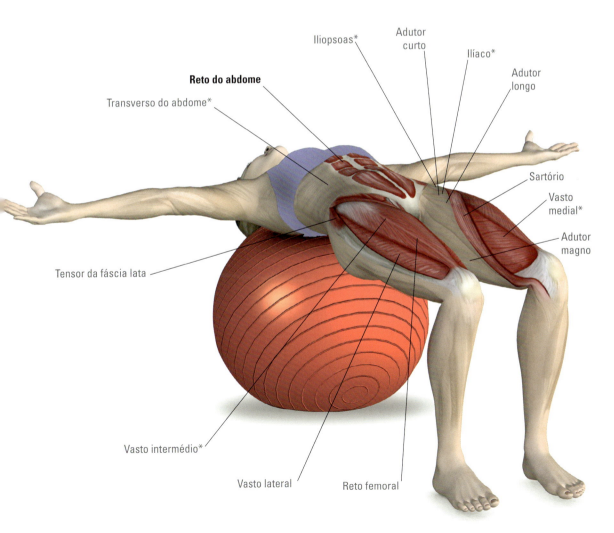

HIPEREXTENSÃO NA BOLA SUÍÇA

ESTÁTICOS

① Deite-se em decúbito ventral sobre uma bola suíça, com o abdome cobrindo sua maior parte, e as mãos apoiadas no solo.

FAÇA CORRETAMENTE

PROCURE
- Completar toda a amplitude do movimento nas fases negativa (para baixo) e positiva (para cima) do exercício.

EVITE
- Contrair em excesso ou hiperestender a coluna na parte mais alta do movimento.

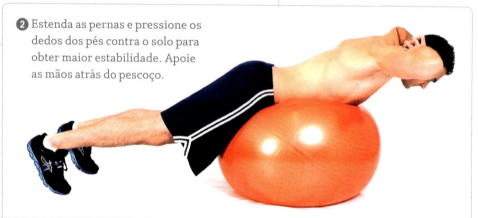

② Estenda as pernas e pressione os dedos dos pés contra o solo para obter maior estabilidade. Apoie as mãos atrás do pescoço.

GUIA DO EXERCÍCIO

NÍVEL
- Intermediário

TEMPO
- Total de 30 segundos

BENEFÍCIOS
- Fortalece as regiões lombar e glútea

RESTRIÇÕES
- Indivíduos com distúrbios lombares pós-cirúrgicos devem evitar este exercício

MODIFICAÇÃO
- Iniciantes podem executar este exercício com os pés apoiados contra uma parede para obter maior estabilidade

③ Levante o tronco de modo a alinhá-lo com a metade inferior do corpo.

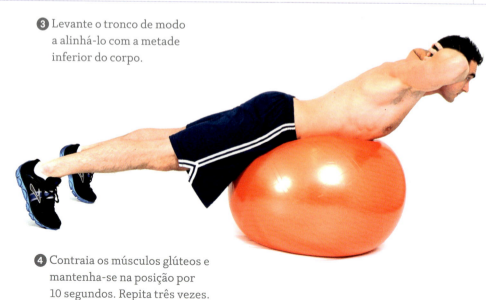

④ Contraia os músculos glúteos e mantenha-se na posição por 10 segundos. Repita três vezes.

EXERCÍCIOS ESTÁTICOS • 73

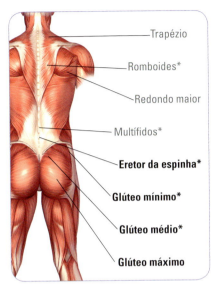

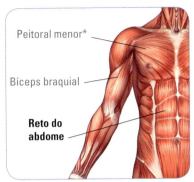

NOTA
O texto em negrito indica músculos principais
O texto em cinza indica outros músculos ativos
* indica músculos profundos

FOCO
- Glúteos
- Eretor da espinha
- Reto do abdome

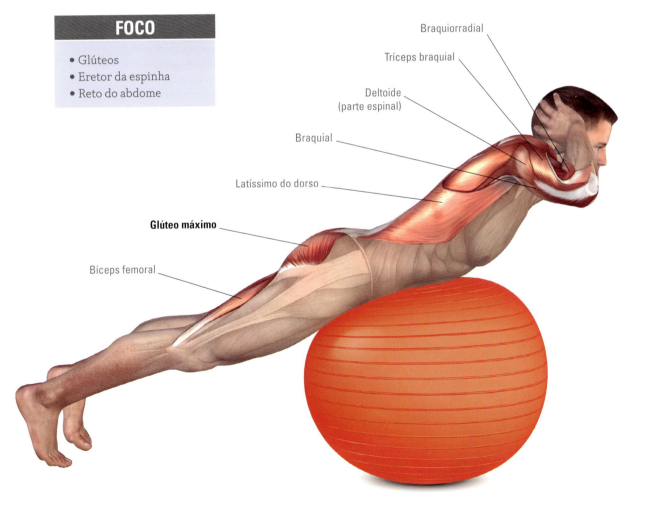

EXTENSÃO LOMBAR COM ROTAÇÃO

ESTÁTICOS

FAÇA CORRETAMENTE

PROCURE
- Manter os quadris retos durante todo o movimento.

EVITE
- Contrair em excesso ou hiperestender a coluna na parte mais alta do movimento.

① Deite-se em decúbito ventral sobre uma bola suíça, com o abdome cobrindo sua maior parte. Estenda as pernas e pressione os dedos dos pés contra o solo para obter maior estabilidade. Apoie as mãos atrás do pescoço com os dedos entrelaçados.

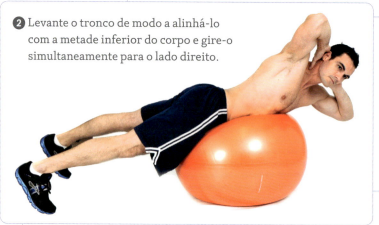

② Levante o tronco de modo a alinhá-lo com a metade inferior do corpo e gire-o simultaneamente para o lado direito.

③ Contraia os músculos glúteos e mantenha-se na posição por 10 segundos. Repita três vezes para cada lado.

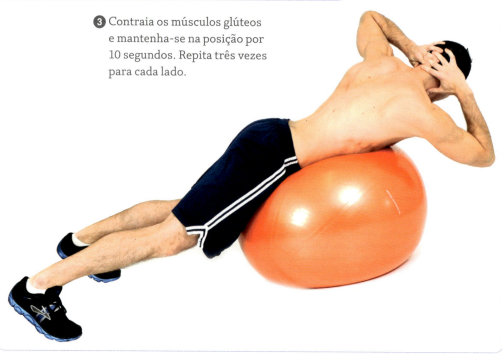

GUIA DO EXERCÍCIO

NÍVEL
- Avançado

TEMPO
- Total de 1 minuto

BENEFÍCIOS
- Fortalece a região lombar e os músculos oblíquos do abdome

RESTRIÇÕES
- Indivíduos com lombalgia e/ou dor no pescoço devem evitar este exercício

EXERCÍCIOS ESTÁTICOS • 75

FOCO
- Eretor da espinha
- Oblíquos do abdome

NOTA
O texto em negrito indica músculos principais
O texto em cinza indica outros músculos ativos
* indica músculos profundos

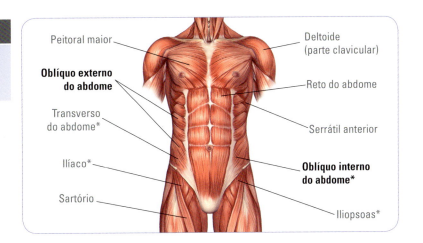

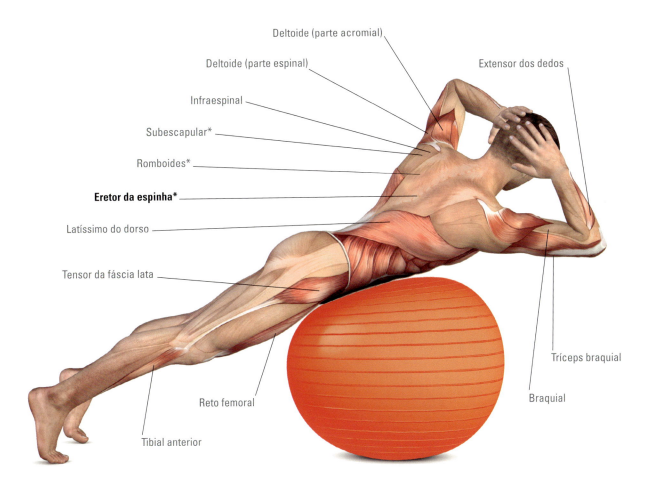

ABDUÇÃO DA COXA EM DECÚBITO LATERAL

ESTÁTICOS

1 Deite-se em decúbito lateral esquerdo, com as pernas estendidas e um pé posicionado sobre o outro. Repouse o braço direito sobre o quadril do mesmo lado e use o braço esquerdo para apoiar a cabeça.

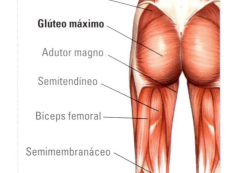

- **Glúteo médio***
- **Glúteo máximo**
- Adutor magno
- Semitendíneo
- Bíceps femoral
- Semimembranáceo

- Vasto lateral
- Vasto intermédio*
- Vasto medial

FAÇA CORRETAMENTE

PROCURE
- Manter o corpo em linha reta.

EVITE
- Levantar excessivamente a perna.

FOCO
- Primário: glúteos, quadris
- Secundário: core

NOTA
O texto em negrito indica músculos principais
O texto em cinza indica outros músculos ativos
* indica músculos profundos

GUIA DO EXERCÍCIO

NÍVEL
- Iniciante

TEMPO
- Total de 2 minutos

BENEFÍCIOS
- Aumenta a força na região glútea e no quadril

RESTRIÇÕES
- Indivíduos com distúrbios lombares devem evitar este exercício

EXERCÍCIOS ESTÁTICOS • 77

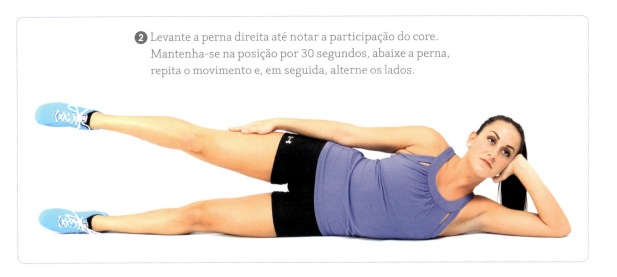

2 Levante a perna direita até notar a participação do core. Mantenha-se na posição por 30 segundos, abaixe a perna, repita o movimento e, em seguida, alterne os lados.

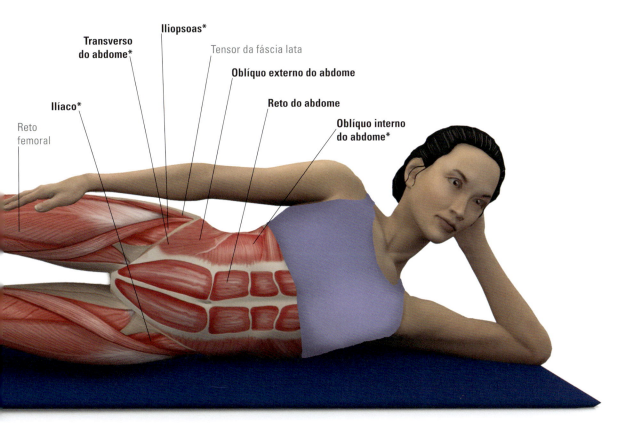

PEQUENOS PASSOS

ESTÁTICOS

FAÇA CORRETAMENTE

PROCURE
- Manter os músculos abdominais ativos durante o exercício.

EVITE
- Movimentar os quadris.

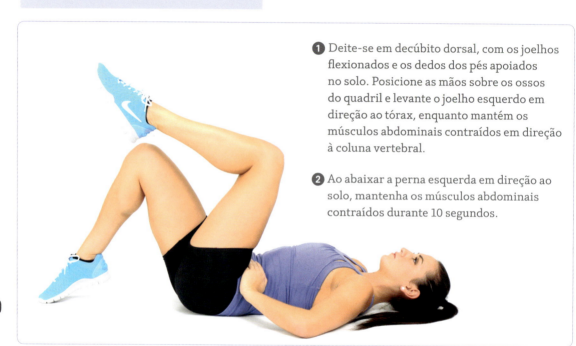

❶ Deite-se em decúbito dorsal, com os joelhos flexionados e os dedos dos pés apoiados no solo. Posicione as mãos sobre os ossos do quadril e levante o joelho esquerdo em direção ao tórax, enquanto mantém os músculos abdominais contraídos em direção à coluna vertebral.

❷ Ao abaixar a perna esquerda em direção ao solo, mantenha os músculos abdominais contraídos durante 10 segundos.

GUIA DO EXERCÍCIO

NÍVEL
- Iniciante

TEMPO
- Total de 2 minutos

BENEFÍCIOS
- Aumenta a estabilidade na região inferior do abdome e ajuda a proteger a região lombar

RESTRIÇÕES
- Indivíduos com distúrbios lombares devem evitar este exercício

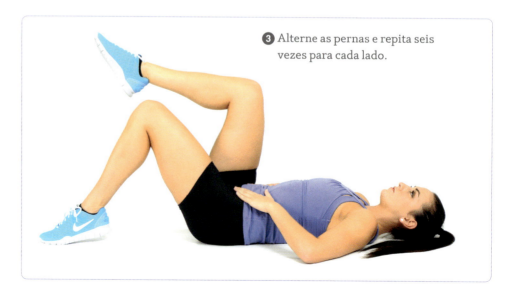

❸ Alterne as pernas e repita seis vezes para cada lado.

EXERCÍCIOS ESTÁTICOS • 79

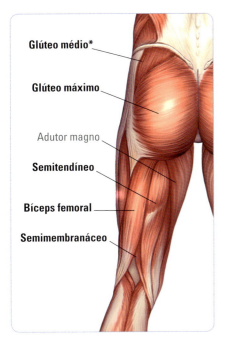
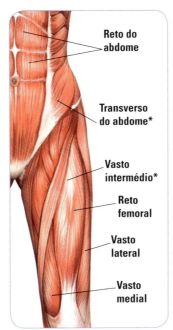

FOCO

- Região inferior do abdome
- Glúteos
- Quadríceps femoral
- Isquiocrurais

NOTA

O texto em negrito indica músculos principais
O texto em cinza indica outros músculos ativos
* indica músculos profundos

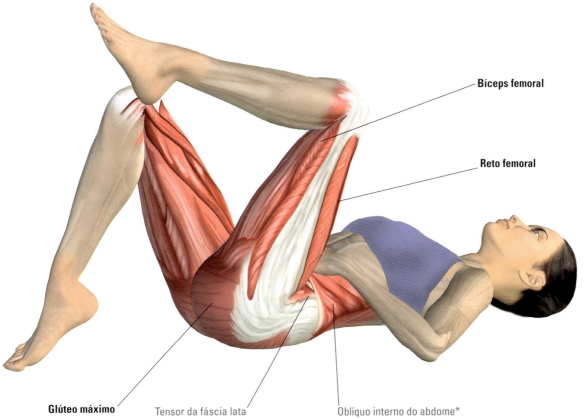

ABDOMINAL CONTRA RESISTÊNCIA COM PERNAS ELEVADAS (PRESS)

ESTÁTICOS

FAÇA CORRETAMENTE

PROCURE
- Manter os pés em dorsiflexão e os joelhos firmemente unidos.

EVITE
- Prender a respiração durante este exercício.

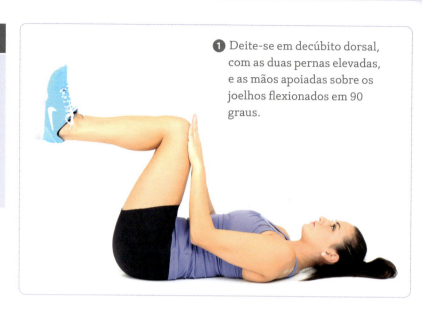

❶ Deite-se em decúbito dorsal, com as duas pernas elevadas, e as mãos apoiadas sobre os joelhos flexionados em 90 graus.

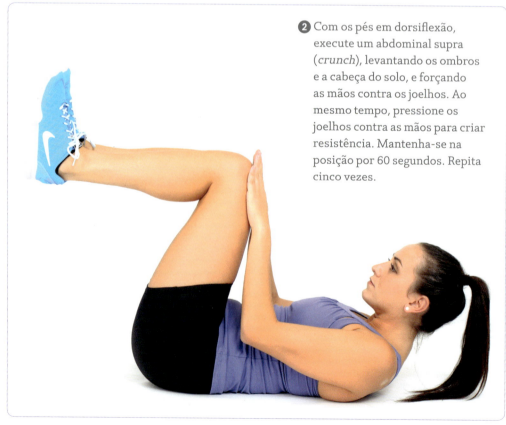

❷ Com os pés em dorsiflexão, execute um abdominal supra (*crunch*), levantando os ombros e a cabeça do solo, e forçando as mãos contra os joelhos. Ao mesmo tempo, pressione os joelhos contra as mãos para criar resistência. Mantenha-se na posição por 60 segundos. Repita cinco vezes.

GUIA DO EXERCÍCIO

NÍVEL
- Iniciante

TEMPO
- Total de 5 minutos

BENEFÍCIOS
- Fortalece o core, os flexores dos quadris e o tríceps braquial

RESTRIÇÕES
- Indivíduos com distúrbios lombares devem evitar este exercício

MODIFICAÇÃO
- Iniciantes podem apoiar a planta dos pés contra uma superfície rígida para maior sustentação

EXERCÍCIOS ESTÁTICOS • 81

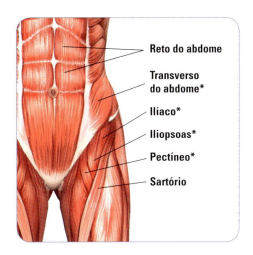

FOCO

- Core
- Flexores do quadril
- Região lombar da coluna vertebral

NOTA
O texto em negrito indica músculos principais
O texto em cinza indica outros músculos ativos
* indica músculos profundos

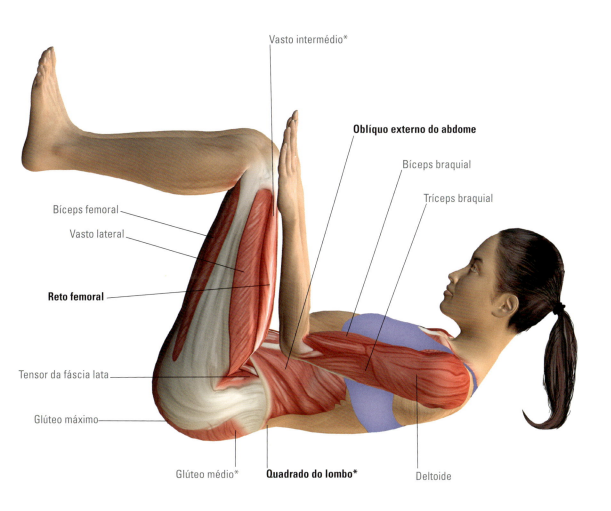

EXERCÍCIOS DINÂMICOS

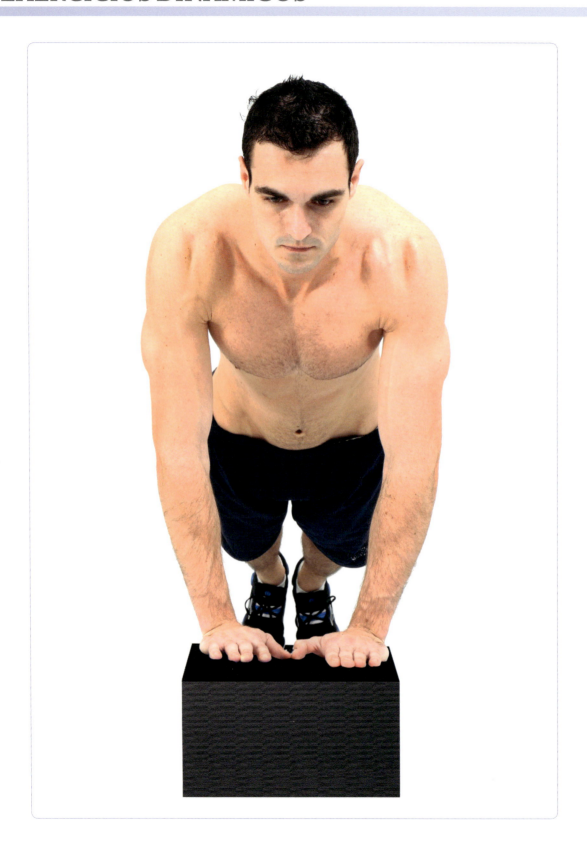

Exercícios dinâmicos mantêm músculos e articulações em atividade e trabalham os músculos abdominais e estabilizadores. Também ocorrem movimentos na região lombar da coluna vertebral. Exemplos de exercícios dinâmicos incluem natação, caminhada, esqui *cross-country*, ciclismo, treinamento com pesos e até mesmo trabalho doméstico. Essas modalidades de exercício abrangem vários graus de movimento e utilizam a parte negativa (ou alongamento) do movimento seguida pela positiva (ou contração). Em um agachamento, por exemplo, a descida é a parte negativa, e o movimento explosivo de subida é a positiva.

ROLAMENTO COM BOLA SUÍÇA

DINÂMICOS

① Ajoelhe-se em frente a uma bola suíça e apoie suas mãos sobre ela aproximadamente na altura dos quadris.

FAÇA CORRETAMENTE

PROCURE
- Manter o corpo estendido durante todo o movimento.

EVITE
- Curvar-se sobre a bola.

GUIA DO EXERCÍCIO

NÍVEL
- Intermediário

TEMPO
- Total de 3 minutos

BENEFÍCIOS
- Ajuda a sustentar o corpo e lidar com o próprio peso corporal

RESTRIÇÕES
- Gestantes e indivíduos com distúrbios lombares pós--cirúrgicos devem evitar este exercício

② Comece a rolar lentamente a bola para a frente, estendendo o corpo ao mesmo tempo.

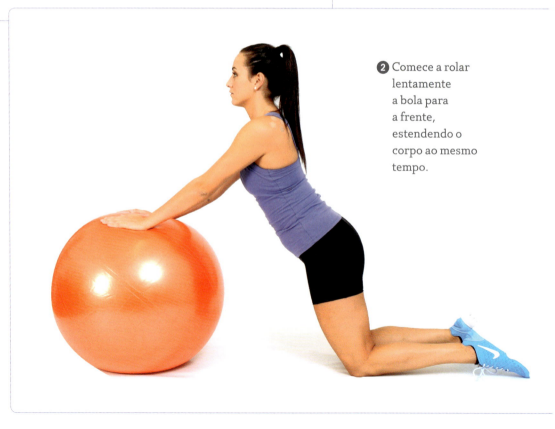

EXERCÍCIOS DINÂMICOS • 85

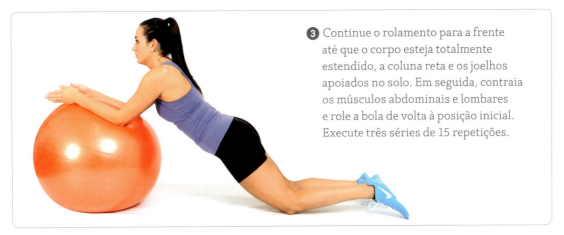

❸ Continue o rolamento para a frente até que o corpo esteja totalmente estendido, a coluna reta e os joelhos apoiados no solo. Em seguida, contraia os músculos abdominais e lombares e role a bola de volta à posição inicial. Execute três séries de 15 repetições.

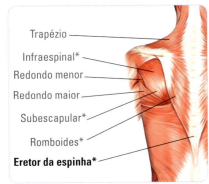

FOCO

- Músculos abdominais
- Região lombar da coluna vertebral

NOTA
O texto em negrito indica músculos principais
O texto em cinza indica outros músculos ativos
* indica músculos profundos

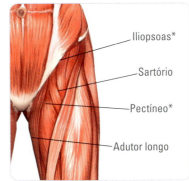

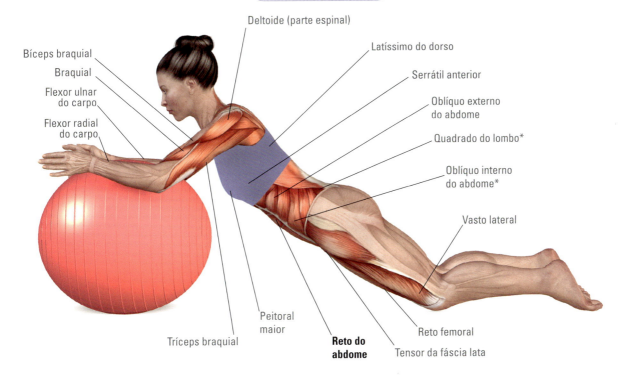

CANIVETE COM BOLA SUÍÇA

DINÂMICOS

① Adote a posição de quatro apoios, com as mãos afastadas na largura dos ombros. Levante a perna esquerda e a apoie no topo da bola suíça.

FAÇA CORRETAMENTE

PROCURE
- Manter o core firme.

EVITE
- Curvar a coluna vertebral.

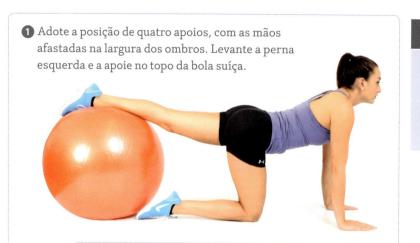

② Faça o mesmo com o pé direito, de modo a ficar em posição de flexão no solo com a região anterior das pernas apoiada sobre a bola suíça.

GUIA DO EXERCÍCIO

NÍVEL
- Avançado

TEMPO
- Total de 2 minutos

BENEFÍCIOS
- Ajuda a estabilizar o tronco

RESTRIÇÕES
- Indivíduos com lombalgia crônica devem ter cautela ao optar por este exercício

③ Flexione os joelhos, rolando a bola em direção ao tórax.

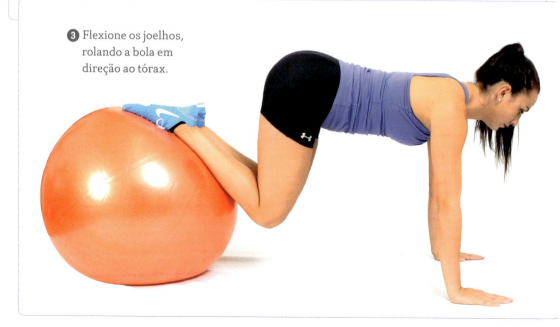

EXERCÍCIOS DINÂMICOS • 87

④ Aproxime os joelhos do tórax o máximo possível e, em seguida, estenda as pernas de volta à posição inicial. Complete 20 repetições.

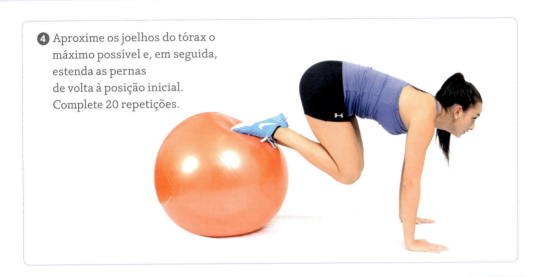

FOCO

- Flexores do quadril
- Reto do abdome
- Eretor da espinha

NOTA

O texto em negrito indica **músculos principais**
O texto em cinza indica outros músculos ativos
* indica músculos profundos

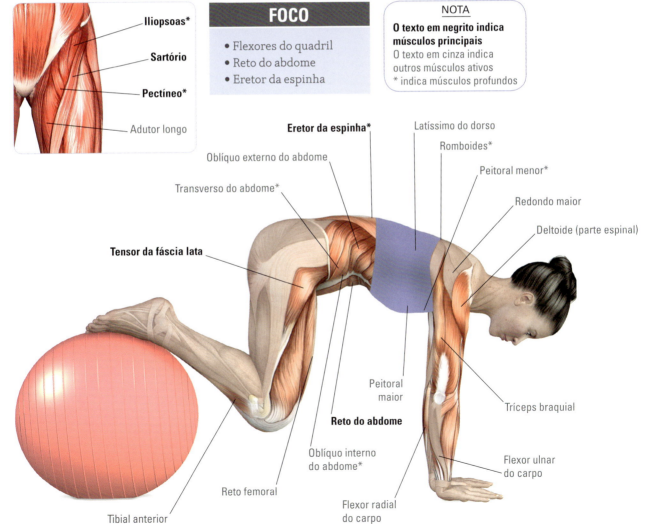

CRUZAMENTO DE QUADRIL NA BOLA SUÍÇA

DINÂMICOS

① Deite-se em decúbito dorsal com os braços estendidos lateralmente. Apoie as pernas sobre uma bola suíça com os glúteos próximos a ela.

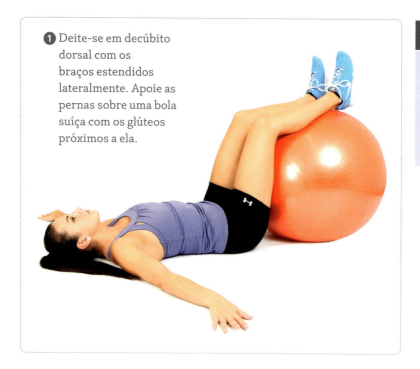

FAÇA CORRETAMENTE

PROCURE
- Manter o movimento uniforme o máximo possível.

EVITE
- Balançar muito as pernas.

GUIA DO EXERCÍCIO

NÍVEL
- Intermediário

TEMPO
- Total de 3 minutos

BENEFÍCIOS
- Ajuda a fortalecer e tonificar os músculos abdominais, e melhora a estabilização do core

RESTRIÇÕES
- Indivíduos com distúrbios lombares devem evitar este exercício

② Contraia os músculos abdominais e movimente as pernas para um lado, até chegar o mais próximo possível do solo, sem levantar os ombros.

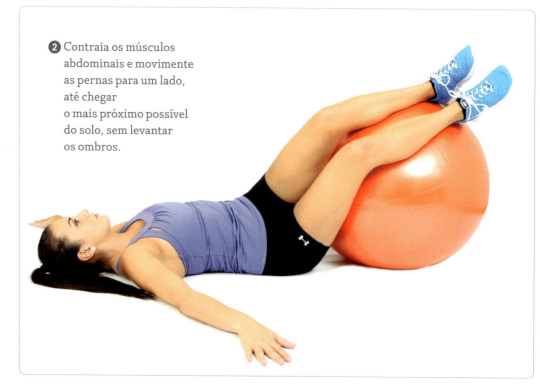

EXERCÍCIOS DINÂMICOS • 89

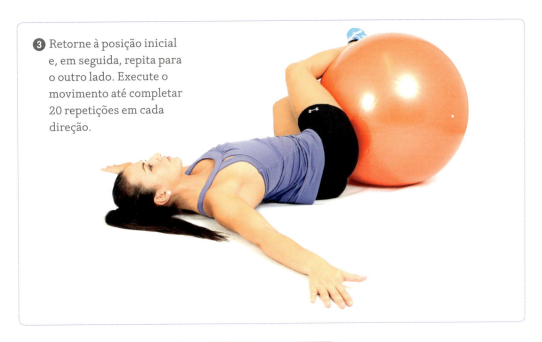

3 Retorne à posição inicial e, em seguida, repita para o outro lado. Execute o movimento até completar 20 repetições em cada direção.

FOCO

- Músculos abdominais
- Região lombar da coluna vertebral

NOTA
O texto em negrito indica músculos principais
O texto em cinza indica outros músculos ativos
* indica músculos profundos

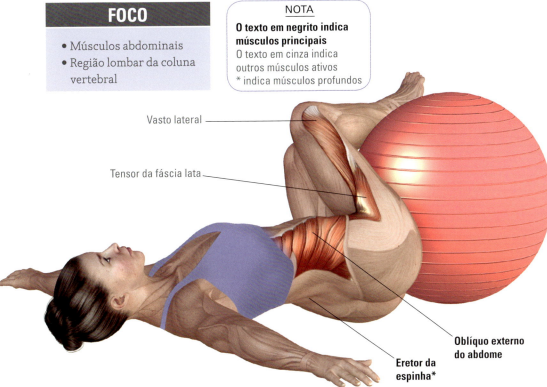

Vasto lateral

Tensor da fáscia lata

Oblíquo externo do abdome

Eretor da espinha*

PRANCHA COM DESLOCAMENTO LATERAL NA BOLA SUÍÇA

DINÂMICOS

FAÇA CORRETAMENTE

PROCURE
- Manter a bola suíça imóvel e centralizada o máximo possível.

EVITE
- Impor esforço exagerado aos punhos.

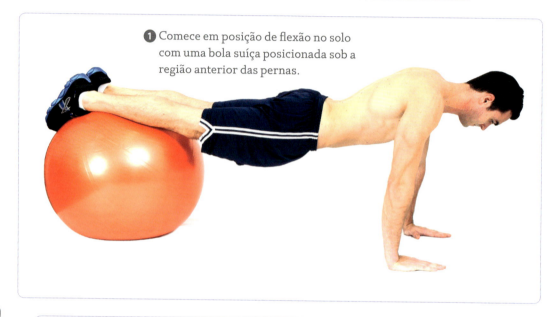

❶ Comece em posição de flexão no solo com uma bola suíça posicionada sob a região anterior das pernas.

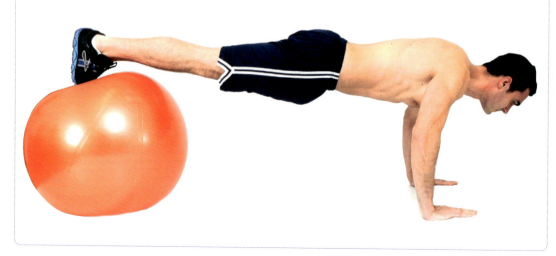

❷ Caminhe com uma mão de cada vez para a direita, até o corpo completar um semicírculo. Em seguida, caminhe para a esquerda e retorne à posição inicial. Complete três semicírculos em cada direção.

GUIA DO EXERCÍCIO

NÍVEL
- Avançado

TEMPO
- Total de 3 minutos

BENEFÍCIOS
- Ajuda a manter a parte superior do corpo estabilizada e atuando de forma equilibrada

RESTRIÇÕES
- Indivíduos com distúrbios no ombro devem evitar este exercício

EXERCÍCIOS DINÂMICOS • 91

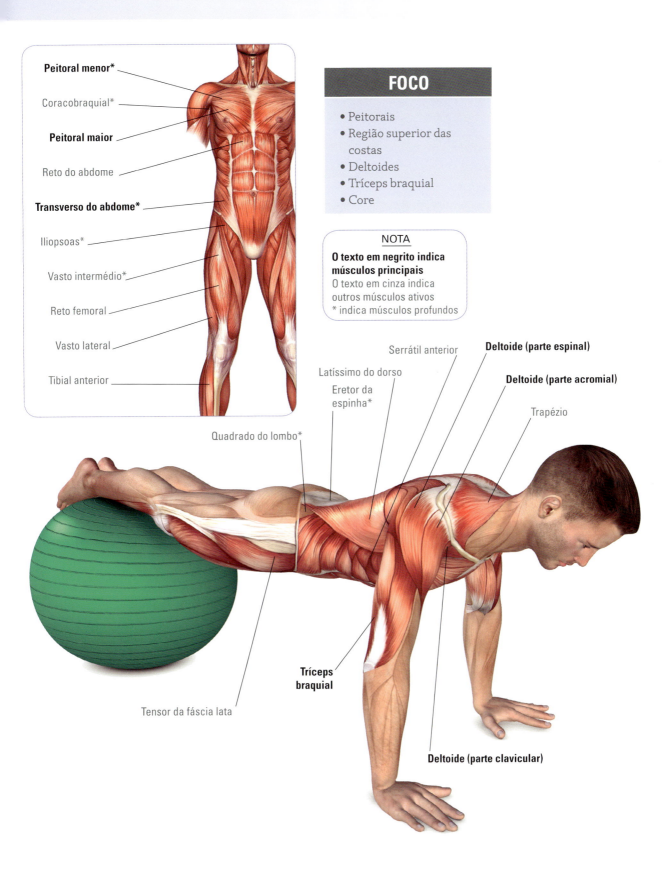

FLEXÃO NO SOLO

DINÂMICOS

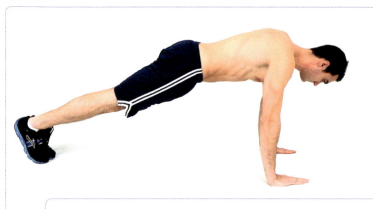

① Comece na posição de prancha, palmas das mãos apoiadas no solo e afastadas na largura dos ombros, e os braços totalmente estendidos. Estenda as pernas, apoiando-se sobre os dedos dos pés.

② Flexione os braços até o tórax quase tocar o solo e, em seguida, pressione contra o solo até a extensão completa. Realize três séries de 10 repetições.

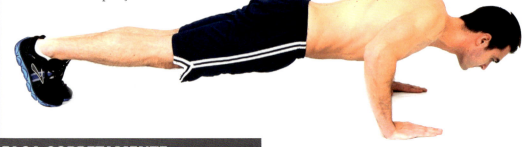

GUIA DO EXERCÍCIO

NÍVEL
- Intermediário

TEMPO
- Total de 3 minutos

BENEFÍCIOS
- Ajuda a manter a parte superior do corpo forte e estabilizada

RESTRIÇÕES
- Indivíduos com distúrbios no ombro e/ou na região lombar da coluna vertebral devem evitar este exercício

FAÇA CORRETAMENTE

PROCURE
- Manter o tórax diretamente acima das mãos.

EVITE
- Arquear a coluna.

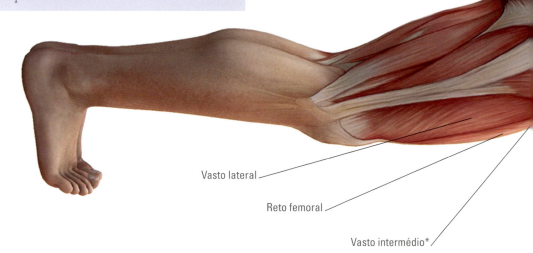

Glúteo máximo

Vasto lateral

Reto femoral

Vasto intermédio*

EXERCÍCIOS DINÂMICOS • 93

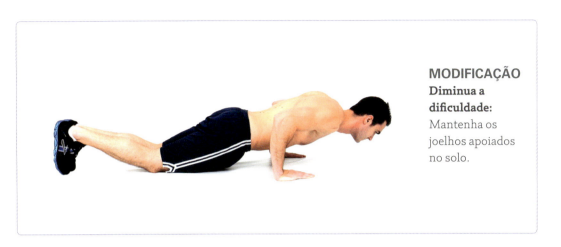

MODIFICAÇÃO
Diminua a dificuldade: Mantenha os joelhos apoiados no solo.

FOCO

- Peitorais
- Deltoides (parte clavicular)
- Região superior das costas
- Tríceps braquial
- Core

NOTA
O texto em negrito indica músculos principais
O texto em cinza indica outros músculos ativos
* indica músculos profundos

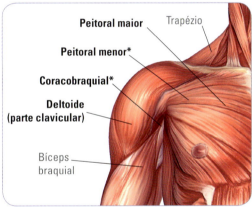

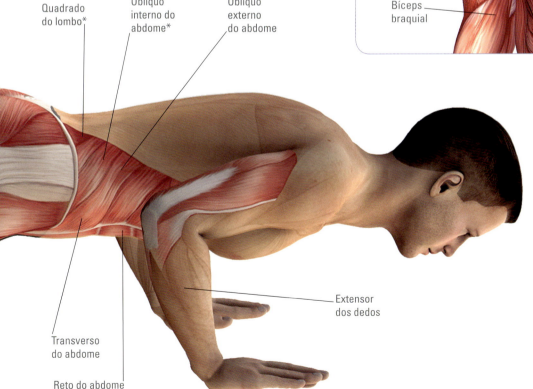

FLEXÃO ALTERNADA NO SOLO

DINÂMICOS

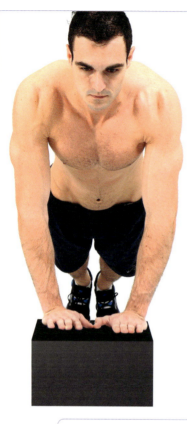

❶ Comece em posição de flexão de braços no solo (fase alta) sobre um *step* ou bloco sólido e estável, com as palmas das mãos voltadas para baixo e polegares unidos.

FAÇA CORRETAMENTE

PROCURE
- Não descer o tórax abaixo do nível do *step* ou bloco.

EVITE
- Impulso excessivo entre as repetições.

GUIA DO EXERCÍCIO

NÍVEL
- Avançado

TEMPO
- Total de 2 minutos

BENEFÍCIOS
- Ajuda a manter a parte superior do corpo estabilizada, ativa e atuando de forma equilibrada

RESTRIÇÕES
- Indivíduos com distúrbios no ombro devem evitar este exercício

MODIFICAÇÃO
- Na variante deste exercício todas as repetições de um lado são completadas antes de alternar as mãos

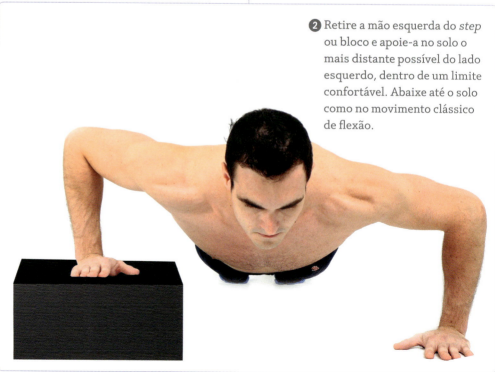

❷ Retire a mão esquerda do *step* ou bloco e apoie-a no solo o mais distante possível do lado esquerdo, dentro de um limite confortável. Abaixe até o solo como no movimento clássico de flexão.

EXERCÍCIOS DINÂMICOS • 95

3 Ao levantar o corpo durante o retorno, posicione a mão esquerda de volta ao bloco e repita o movimento com a mão direita, afastando-a lateralmente do bloco. Continue subindo e descendo até executar 30 flexões completas.

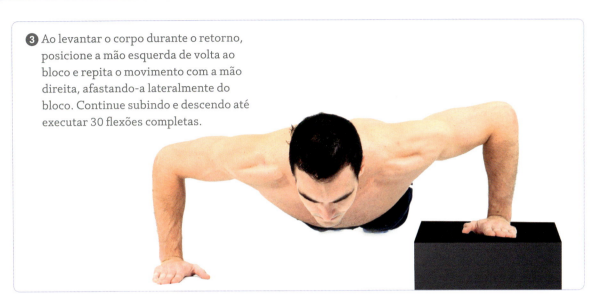

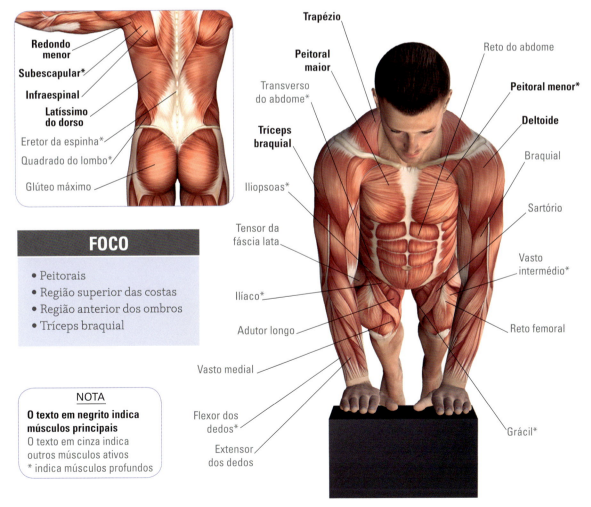

FOCO
- Peitorais
- Região superior das costas
- Região anterior dos ombros
- Tríceps braquial

NOTA
O texto em negrito indica músculos principais
O texto em cinza indica outros músculos ativos
* indica músculos profundos

DINÂMICOS

MERGULHO NA CADEIRA

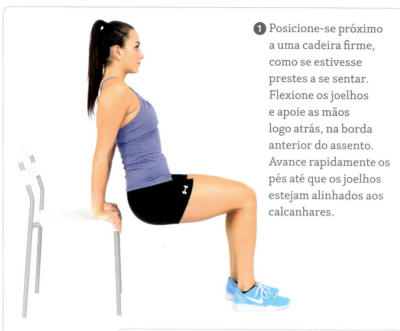

❶ Posicione-se próximo a uma cadeira firme, como se estivesse prestes a se sentar. Flexione os joelhos e apoie as mãos logo atrás, na borda anterior do assento. Avance rapidamente os pés até que os joelhos estejam alinhados aos calcanhares.

FAÇA CORRETAMENTE

PROCURE
- Manter a coluna vertebral em posição neutra durante todo o movimento.

EVITE
- Sobrecarregar os ombros.

❷ Abaixe-se suavemente, flexionando os cotovelos até que os braços formem um ângulo de 90 graus com os antebraços.

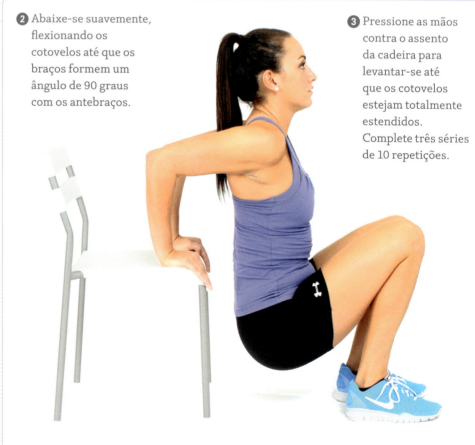

❸ Pressione as mãos contra o assento da cadeira para levantar-se até que os cotovelos estejam totalmente estendidos. Complete três séries de 10 repetições.

GUIA DO EXERCÍCIO

NÍVEL
- Intermediário

TEMPO
- Total de 3 minutos

BENEFÍCIOS
- Ajuda a fortalecer o cíngulo do membro superior e estabilizar o tronco enquanto o corpo está em movimento

RESTRIÇÕES
- Indivíduos com dores no ombro e/ou punho devem evitar este exercício

EXERCÍCIOS DINÂMICOS • 97

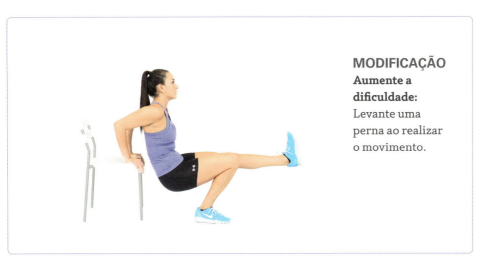

MODIFICAÇÃO
Aumente a dificuldade: Levante uma perna ao realizar o movimento.

FOCO

- Tríceps braquial
- Deltoides
- Latíssimo do dorso
- Reto do abdome
- Tórax

NOTA

O texto em negrito indica músculos principais
O texto em cinza indica outros músculos ativos
* indica músculos profundos

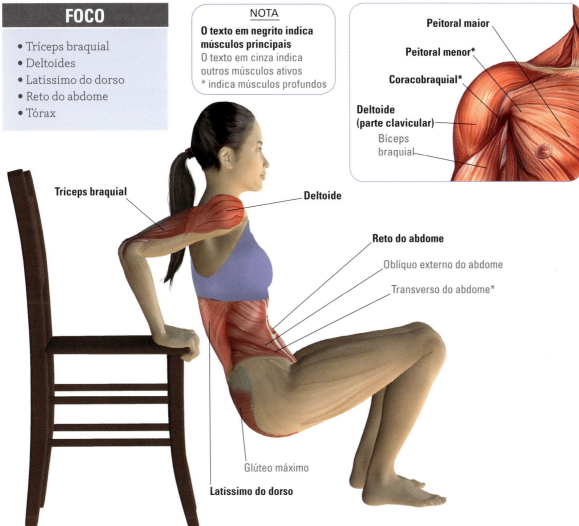

DESLIZAMENTO SOBRE TOALHA (FLY)

DINÂMICOS

① Comece na posição clássica de flexão de braços no solo, com uma toalha colocada sob o tórax. Apoie as mãos sobre a toalha, um pouco mais afastadas que a largura dos ombros.

FAÇA CORRETAMENTE

PROCURE
- Manter a coluna reta e os quadris elevados.

EVITE
- Flexionar ou estender os cotovelos.

GUIA DO EXERCÍCIO

NÍVEL
- Avançado

TEMPO
- Total de 2 minutos

BENEFÍCIOS
- Ajuda a manter a parte superior do corpo estabilizada, forte e atuando de forma equilibrada

RESTRIÇÕES
- Indivíduos com distúrbios no ombro devem evitar este exercício

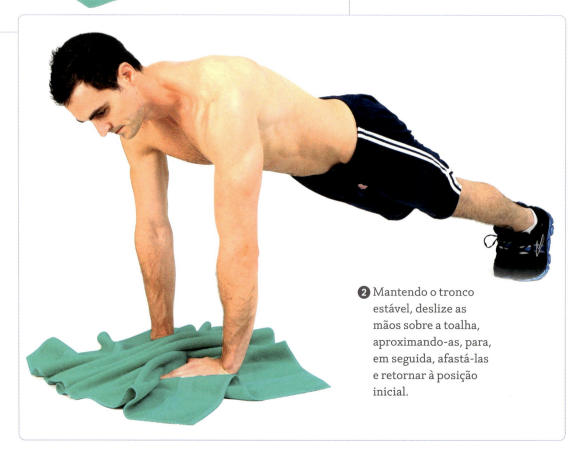

② Mantendo o tronco estável, deslize as mãos sobre a toalha, aproximando-as, para, em seguida, afastá-las e retornar à posição inicial.

EXERCÍCIOS DINÂMICOS • 99

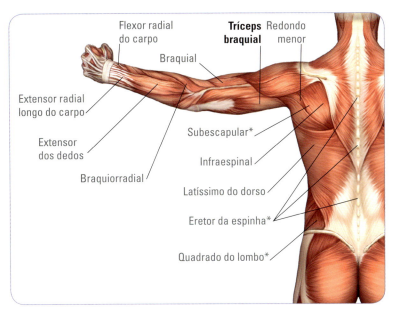

FOCO
- Peitorais
- Deltoides
- Tríceps braquial

NOTA
O texto em negrito indica músculos principais
O texto em cinza indica outros músculos ativos
* indica músculos profundos

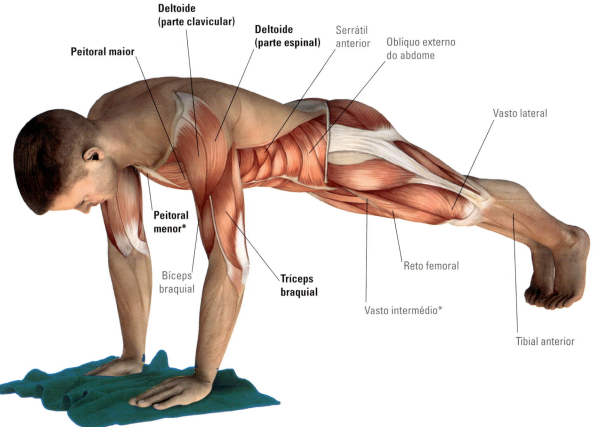

PULLOVER COM MEDICINE BALL SOBRE A BOLA SUÍÇA

DINÂMICOS

FAÇA CORRETAMENTE

PROCURE
- Realizar o alongamento de modo lento e cuidadoso.

EVITE
- Manter os braços travados ao alongar-se para trás da cabeça.

❶ Deite-se em decúbito dorsal com a cabeça e os ombros sustentados por uma bola suíça, e os pés apoiados no solo e afastados na largura dos ombros. Segure uma *medicine ball* acima do tórax com os braços totalmente estendidos.

GUIA DO EXERCÍCIO

NÍVEL
- Intermediário

TEMPO
- Total de 3 minutos

BENEFÍCIOS
- Ajuda a manter a parte superior do corpo estabilizada e atuando de forma equilibrada

RESTRIÇÕES
- Indivíduos com distúrbios no ombro devem evitar este exercício

❷ Flexione os braços o quanto for necessário para conduzir a bola bem atrás da cabeça e, em seguida, estenda-os à medida que os levanta de volta à posição inicial. Complete três séries de 15 repetições.

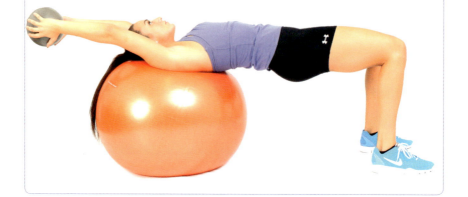

EXERCÍCIOS DINÂMICOS • 101

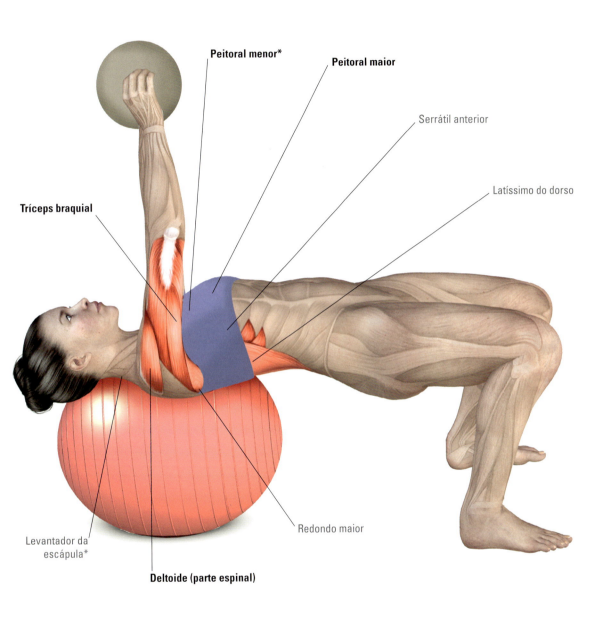

FOCO
- Peitorais
- Deltoides
- Tríceps braquial

NOTA
O texto em negrito indica músculos principais
O texto em cinza indica outros músculos ativos
* indica músculos profundos

PRANCHA NA BOLA SUÍÇA COM PERNA ELEVADA

DINÂMICOS

❶ Adote a posição de quatro apoios com uma bola suíça junto aos pés. Apoie a palma das mãos no solo, com os cotovelos totalmente estendidos, e posicione o pé esquerdo sobre o topo da bola.

FAÇA CORRETAMENTE

PROCURE
- Manter os músculos abdominais contraídos e o corpo em linha reta.

EVITE
- Levantar exageradamente o corpo, pois isso pode reduzir a ação dos músculos ativos.

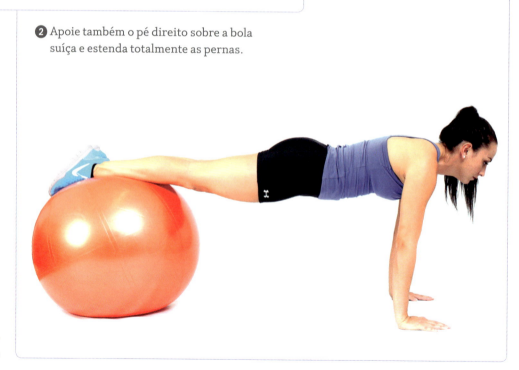

❷ Apoie também o pé direito sobre a bola suíça e estenda totalmente as pernas.

GUIA DO EXERCÍCIO

NÍVEL
- Intermediário a avançado

TEMPO
- Total de 2 minutos

BENEFÍCIOS
- Aumenta a capacidade de sustentar o próprio peso corporal

RESTRIÇÕES
- Embora não haja restrição, as gestantes não devem executar este exercício além do período em que se sintam seguras

MODIFICAÇÃO
- Pode-se executar uma variante mais fácil deste exercício sem levantar os pés da bola suíça

EXERCÍCIOS DINÂMICOS • 103

❸ Levante o pé direito da bola e mantenha-o suspenso em posição de prancha por 30 segundos (até conseguir chegar a 60 segundos). Retorne o pé direito à bola e repita com o pé esquerdo.

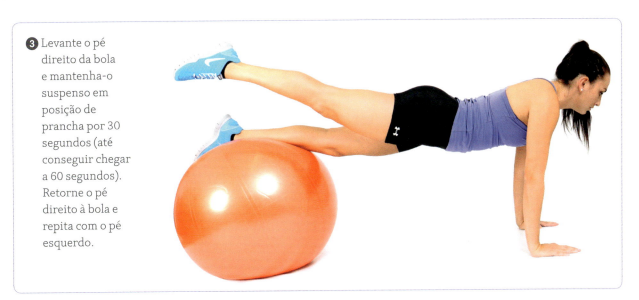

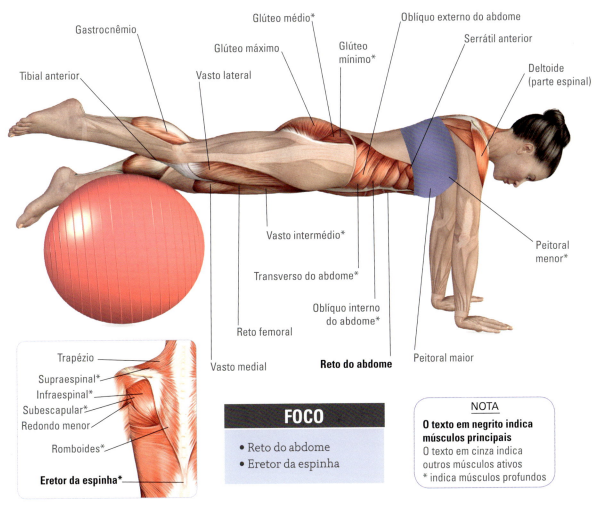

FOCO
- Reto do abdome
- Eretor da espinha

NOTA
O texto em negrito indica músculos principais
O texto em cinza indica outros músculos ativos
* indica músculos profundos

DINÂMICOS

GANGORRA

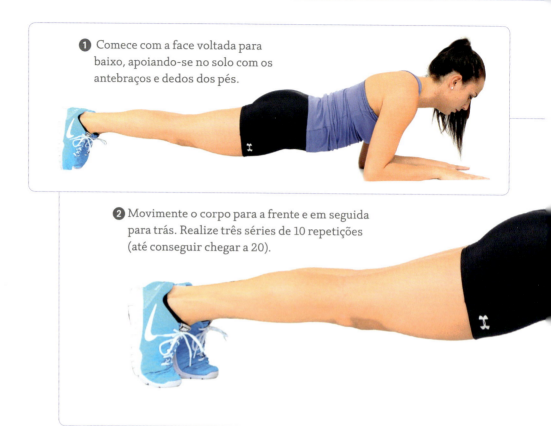

① Comece com a face voltada para baixo, apoiando-se no solo com os antebraços e dedos dos pés.

② Movimente o corpo para a frente e em seguida para trás. Realize três séries de 10 repetições (até conseguir chegar a 20).

GUIA DO EXERCÍCIO

NÍVEL
- Intermediário

TEMPO
- Total de 3 minutos

BENEFÍCIOS
- Aumenta a força e definição do core

RESTRIÇÕES
- Indivíduos com distúrbios lombares devem evitar este exercício

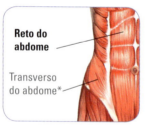

Reto do abdome
Transverso do abdome*

NOTA
O texto em negrito indica músculos principais
O texto em cinza indica outros músculos ativos
* indica músculos profundos

FOCO
- Reto do abdome
- Região lombar da coluna vertebral

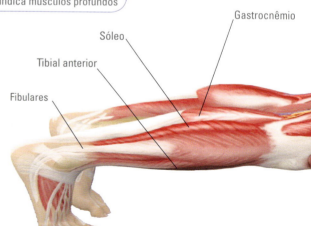

Gastrocnêmio
Sóleo
Tibial anterior
Fibulares

EXERCÍCIOS DINÂMICOS • 105

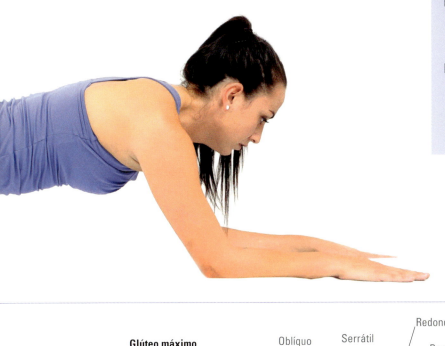

FAÇA CORRETAMENTE

PROCURE
- Manter o corpo totalmente estendido e em linha reta.

EVITE
- Sobrecarregar a região lombar ao levantar o corpo além da posição em que se encontra paralelo ao solo.

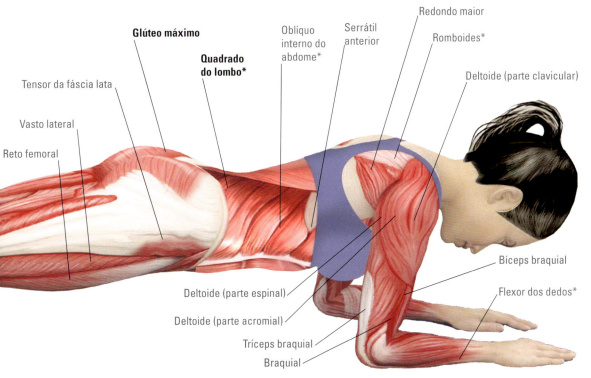

GRANDES CÍRCULOS COM *MEDICINE BALL*

DINÂMICOS

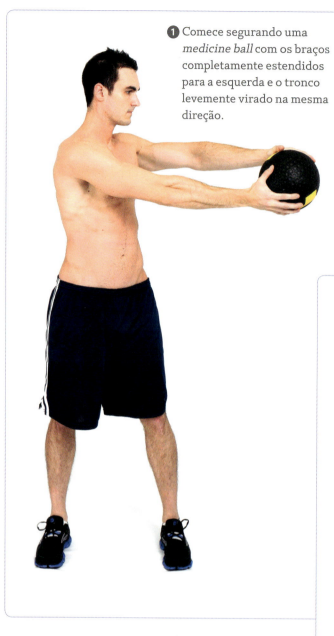

1. Comece segurando uma *medicine ball* com os braços completamente estendidos para a esquerda e o tronco levemente virado na mesma direção.

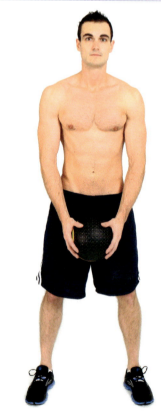

2. Movimente os braços para baixo com cuidado.

FAÇA CORRETAMENTE

PROCURE
- Manter o tronco reto durante todo o exercício.

EVITE
- Girar rapidamente o tronco.

GUIA DO EXERCÍCIO

NÍVEL
- Intermediário

TEMPO
- Total de 3 minutos

BENEFÍCIOS
- Aumenta a amplitude e definição abdominal

RESTRIÇÕES
- Indivíduos com distúrbios lombares devem evitar este exercício

EXERCÍCIOS DINÂMICOS • 107

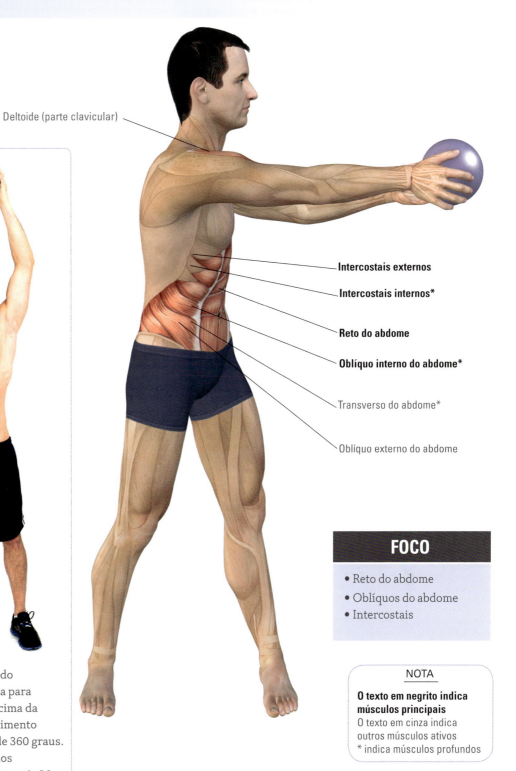

Deltoide (parte clavicular)

Intercostais externos

Intercostais internos*

Reto do abdome

Oblíquo interno do abdome*

Transverso do abdome*

Oblíquo externo do abdome

FOCO

- Reto do abdome
- Oblíquos do abdome
- Intercostais

NOTA

O texto em negrito indica músculos principais
O texto em cinza indica outros músculos ativos
* indica músculos profundos

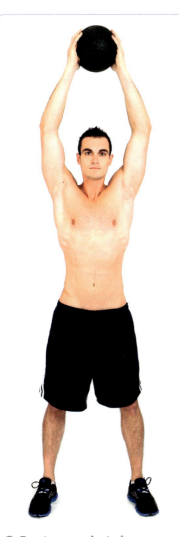

❸ Continue conduzindo naturalmente a bola para o lado direito até acima da cabeça em um movimento circular contínuo de 360 graus. Complete 30 círculos e, em seguida, repita mais 30 na direção contrária.

ABDOMINAL (CURL-UP) McGILL

DINÂMICOS

❶ Deite-se em decúbito dorsal com a perna direita totalmente estendida e a esquerda flexionada. Posicione as mãos sob a região lombar com as palmas voltadas para baixo.

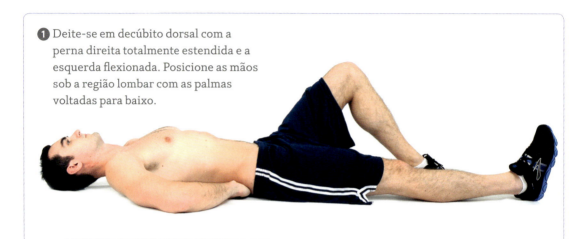

❷ Contraia levemente os músculos abdominais, levantando a cabeça e os ombros do solo. Mantenha-se na posição por 5 segundos. Retorne ao solo, repita 10 vezes e, em seguida, alterne as pernas.

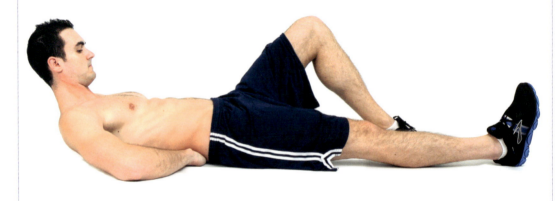

GUIA DO EXERCÍCIO

NÍVEL
- Intermediário

TEMPO
- Total de 2 minutos

BENEFÍCIOS
- Ajuda a fortalecer o reto do abdome e minimiza a compressão vertebral

RESTRIÇÕES
- Indivíduos com distúrbios lombares devem evitar este exercício

FAÇA CORRETAMENTE

PROCURE
- Levantar somente a cabeça e a parte superior dos ombros durante este exercício.

EVITE
- Pressionar a região lombar contra o solo.

EXERCÍCIOS DINÂMICOS • 109

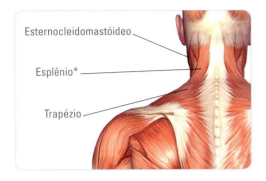

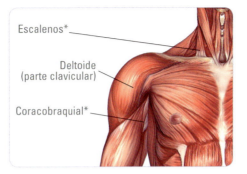

FOCO	NOTA
• Reto do abdome	**O texto em negrito indica músculos principais** O texto em cinza indica outros músculos ativos * indica músculos profundos

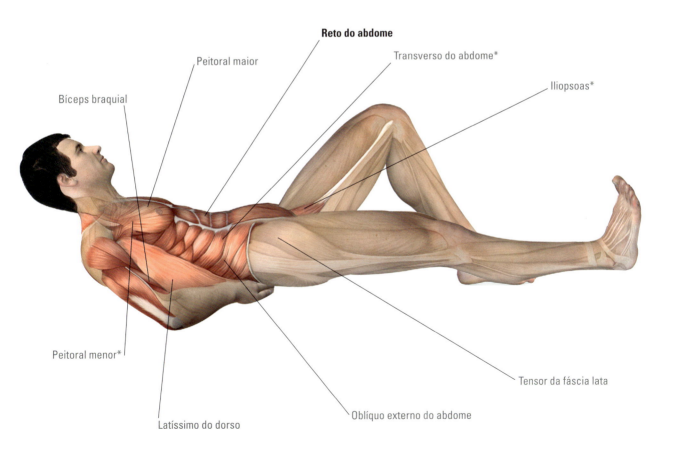

CÍRCULOS COM O QUADRIL

DINÂMICOS

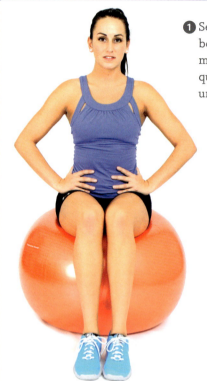

① Sente-se em uma bola suíça com as mãos apoiadas nos quadris e os pés unidos.

FAÇA CORRETAMENTE

PROCURE
- Sentar-se com firmeza e com os músculos do core contraídos o tempo todo.

EVITE
- Usar as pernas durante o exercício.

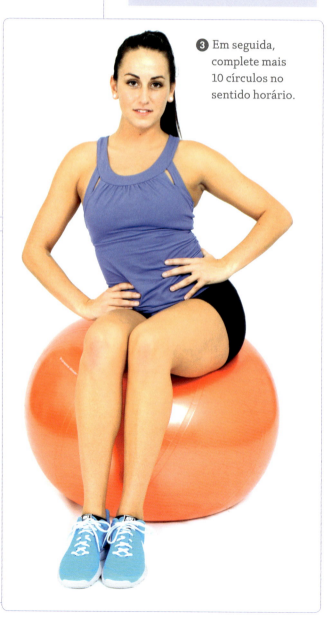

③ Em seguida, complete mais 10 círculos no sentido horário.

GUIA DO EXERCÍCIO

NÍVEL
- Intermediário

TEMPO
- Total de 3 minutos

BENEFÍCIOS
- Melhora a estabilização do core e a flexibilidade da região lombar

RESTRIÇÕES
- Indivíduos com dores nas costas devem evitar este exercício

② Mantendo o core firme, use a pelve para rodar a bola com pequenos movimentos circulares no sentido anti-horário. Complete 10 círculos.

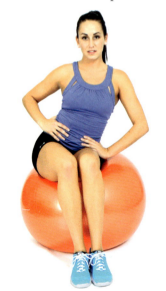

FOCO

- Core
- Quadris

NOTA

O texto em negrito indica músculos principais
O texto em cinza indica outros músculos ativos
* indica músculos profundos

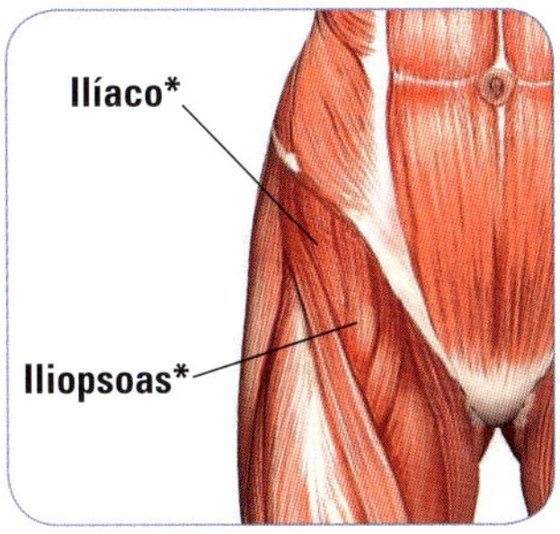

Ilíaco*

Iliopsoas*

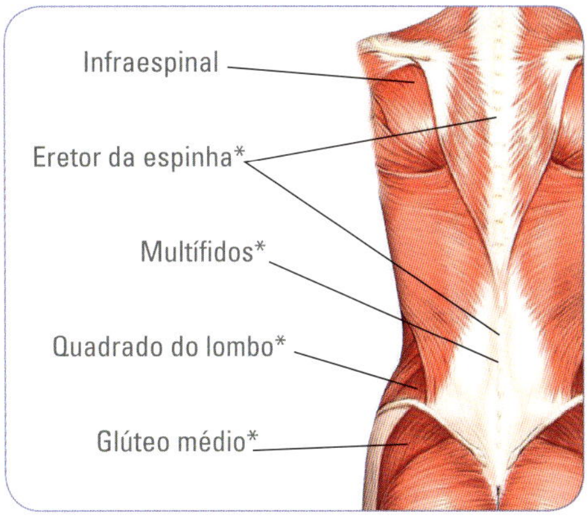

Infraespinal

Eretor da espinha*

Multífidos*

Quadrado do lombo*

Glúteo médio*

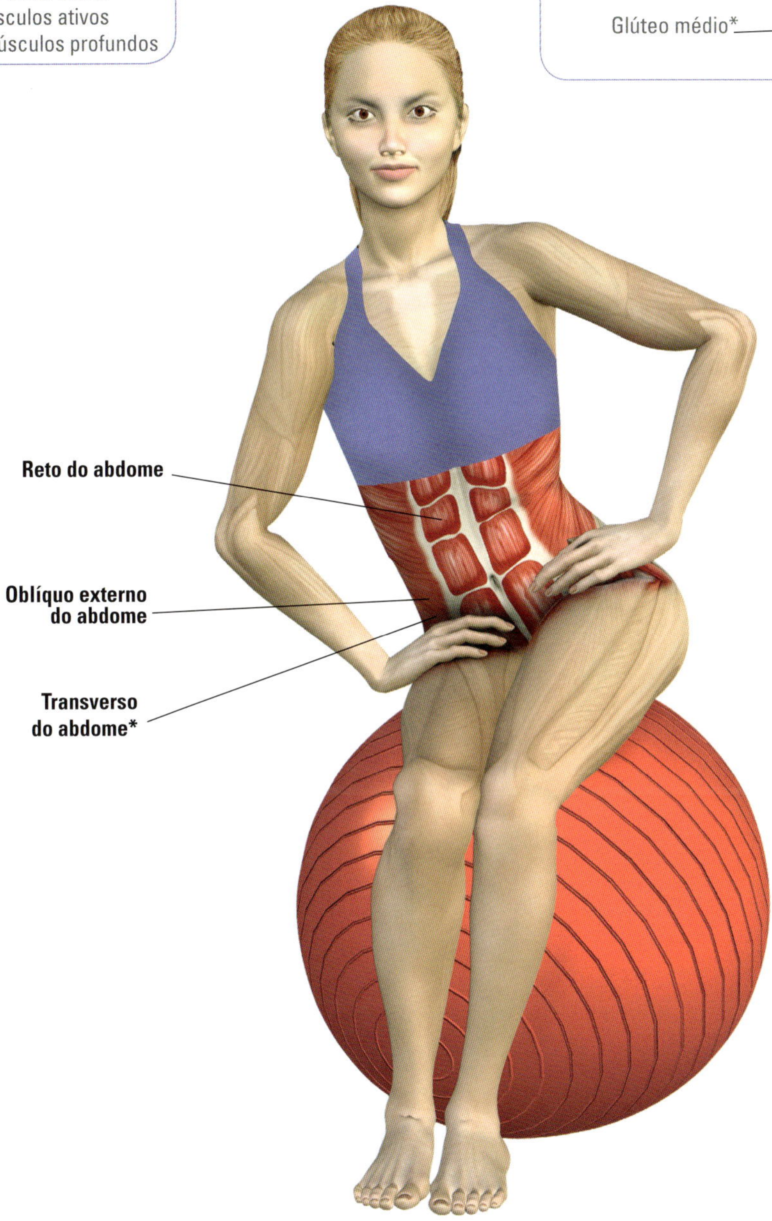

Reto do abdome

Oblíquo externo do abdome

Transverso do abdome*

ROTAÇÃO EM PONTE INVERTIDA

DINÂMICOS

① Sente-se em uma bola suíça, segurando uma *medicine ball*, com os pés no solo e afastados na largura dos ombros.

② Caminhe lentamente para a frente, enquanto rola o corpo sobre a bola suíça, até que a região superior das costas esteja sustentada pela bola. Estenda completamente os braços, segurando a *medicine ball* acima do tórax.

FAÇA CORRETAMENTE

PROCURE
- Manter os quadris alinhados com os joelhos durante todo o exercício.

EVITE
- Manter os ombros verticalizados ao girar a parte superior do corpo.

③ Gire a parte superior do corpo para a esquerda e sobre o ombro esquerdo.

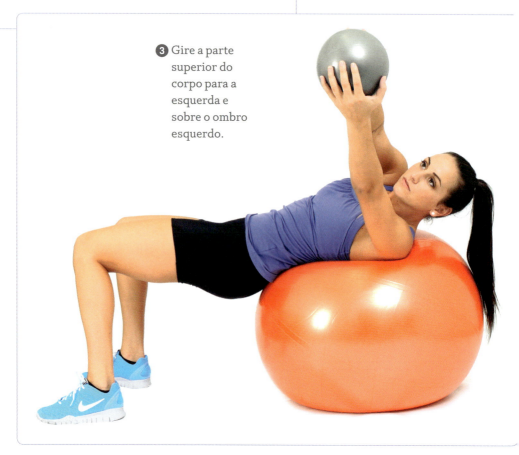

GUIA DO EXERCÍCIO

NÍVEL
- Intermediário

TEMPO
- Total de 3 minutos

BENEFÍCIOS
- Aumenta a força do core

RESTRIÇÕES
- Indivíduos com dores lombares devem evitar este exercício

MODIFICAÇÃO
- Na variante deste exercício todas as repetições de um lado são completadas antes de passar ao outro

EXERCÍCIOS DINÂMICOS • 113

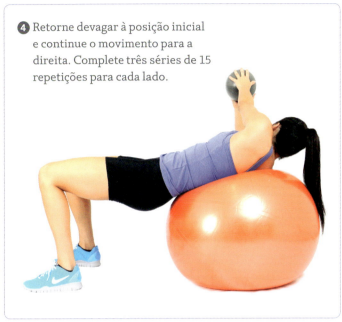

④ Retorne devagar à posição inicial e continue o movimento para a direita. Complete três séries de 15 repetições para cada lado.

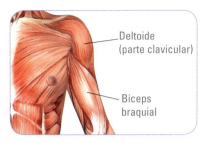

Deltoide (parte clavicular)

Bíceps braquial

FOCO

- Reto do abdome
- Oblíquos do abdome

NOTA
O texto em negrito indica músculos principais
O texto em cinza indica outros músculos ativos
* indica músculos profundos

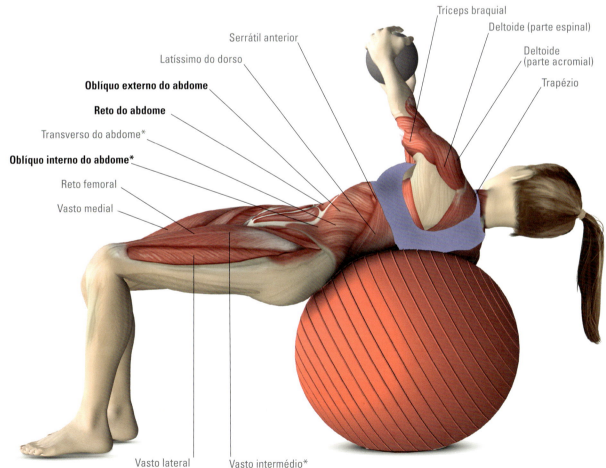

PRANCHA COM EXTENSÃO DE JOELHO

DINÂMICOS

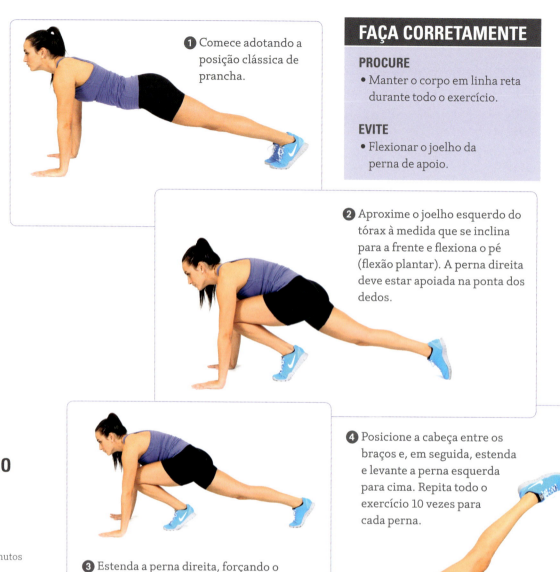

① Comece adotando a posição clássica de prancha.

FAÇA CORRETAMENTE

PROCURE
- Manter o corpo em linha reta durante todo o exercício.

EVITE
- Flexionar o joelho da perna de apoio.

② Aproxime o joelho esquerdo do tórax à medida que se inclina para a frente e flexiona o pé (flexão plantar). A perna direita deve estar apoiada na ponta dos dedos.

③ Estenda a perna direita, forçando o calcanhar para trás e levante o tronco deslocando o peso sobre o pé esquerdo.

④ Posicione a cabeça entre os braços e, em seguida, estenda e levante a perna esquerda para cima. Repita todo o exercício 10 vezes para cada perna.

GUIA DO EXERCÍCIO

NÍVEL
- Avançado

TEMPO
- Total de 2 minutos

BENEFÍCIOS
- Melhora a estabilização e flexibilidade do core

RESTRIÇÕES
- Indivíduos com dores lombares ou no punho devem evitar este exercício

MODIFICAÇÃO
- Pode-se executar uma variante mais fácil deste exercício utilizando uma parede para apoiar a perna elevada

EXERCÍCIOS DINÂMICOS • 115

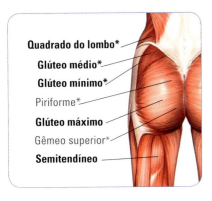

- **Quadrado do lombo***
- **Glúteo médio***
- **Glúteo mínimo***
- Piriforme*
- **Glúteo máximo**
- Gêmeo superior*
- **Semitendíneo**

FOCO

- Core
- Isquiocrurais
- Glúteos
- Região escapular

NOTA

O texto em negrito indica músculos principais
O texto em cinza indica outros músculos ativos
* indica músculos profundos

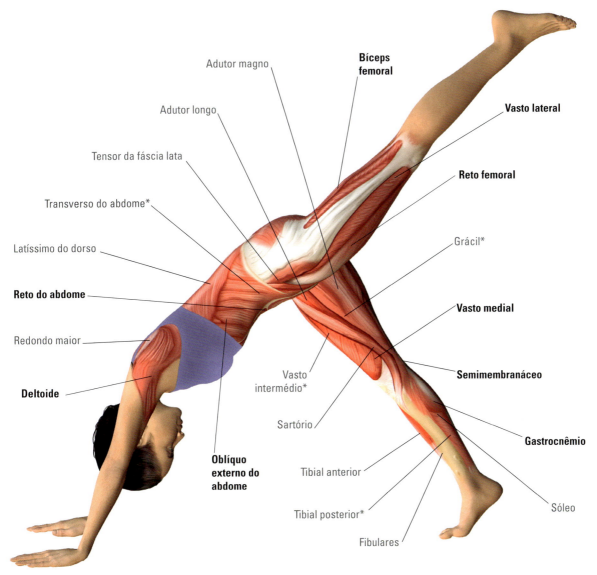

- Adutor magno
- Adutor longo
- Tensor da fáscia lata
- Transverso do abdome*
- Latíssimo do dorso
- **Reto do abdome**
- Redondo maior
- **Deltoide**
- **Oblíquo externo do abdome**
- Vasto intermédio*
- Sartório
- Tibial anterior
- Tibial posterior*
- Fibulares
- **Bíceps femoral**
- **Vasto lateral**
- **Reto femoral**
- Grácil*
- **Vasto medial**
- **Semimembranáceo**
- **Gastrocnêmio**
- Sóleo

ABDOMINAL COM LEVANTAMENTO DE QUADRIL

DINÂMICOS

① Deite-se em decúbito dorsal com os braços ao lado do corpo e as pernas para cima, o mais alto possível, e cruzados nos tornozelos.

FAÇA CORRETAMENTE

PROCURE
- Manter as pernas com a máxima extensão possível durante todo o exercício.

EVITE
- Aproveitar-se do impulso e exigir demais da região lombar.

GUIA DO EXERCÍCIO

NÍVEL
- Intermediário

TEMPO
- Total de 2 minutos

BENEFÍCIOS
- Aumenta a força do core

RESTRIÇÕES
- Indivíduos com distúrbios lombares devem evitar este exercício

MODIFICAÇÃO
- Este exercício pode ser modificado flexionando-se os joelhos para reduzir o esforço dos músculos abdominais

② Mantenha as pernas firmemente unidas e os glúteos contraídos. Pressione os tríceps no solo e levante os quadris. Desça lentamente. Execute 10 repetições. Alterne a posição das pernas e repita mais 10 vezes.

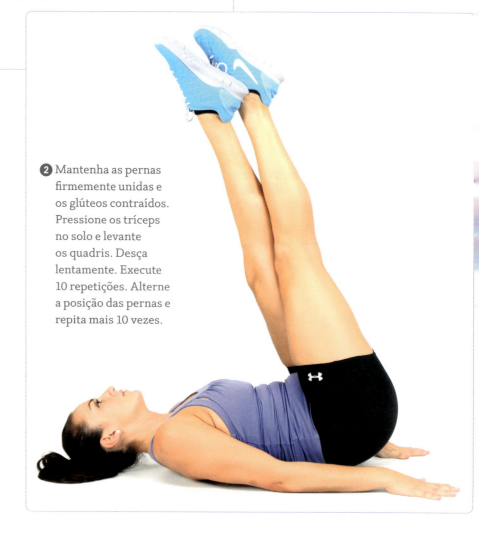

EXERCÍCIOS DINÂMICOS • 117

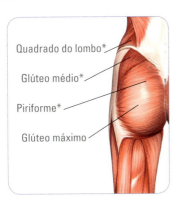

- Quadrado do lombo*
- Glúteo médio*
- Piriforme*
- Glúteo máximo

FOCO

- Primário: reto do abdome
- Secundário: tríceps braquial

NOTA

O texto em negrito indica músculos principais
O texto em cinza indica outros músculos ativos
* indica músculos profundos

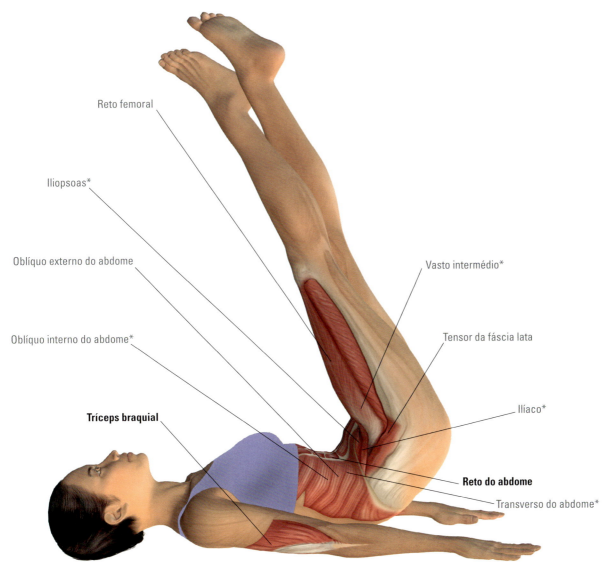

- Reto femoral
- Iliopsoas*
- Oblíquo externo do abdome
- Oblíquo interno do abdome*
- **Tríceps braquial**
- Vasto intermédio*
- Tensor da fáscia lata
- Ilíaco*
- **Reto do abdome**
- Transverso do abdome*

ELEVAÇÃO DE PERNAS ESTENDIDAS

DINÂMICOS

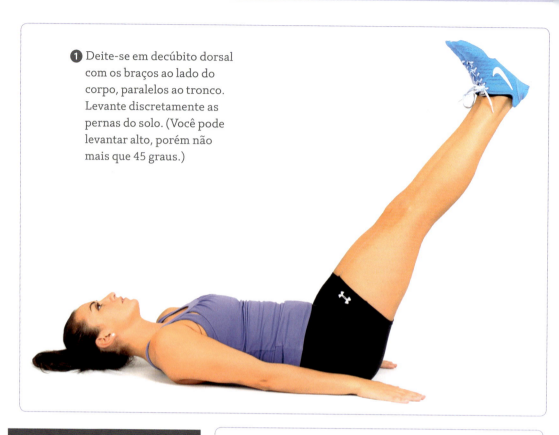

① Deite-se em decúbito dorsal com os braços ao lado do corpo, paralelos ao tronco. Levante discretamente as pernas do solo. (Você pode levantar alto, porém não mais que 45 graus.)

GUIA DO EXERCÍCIO

NÍVEL
• Intermediário

TEMPO
• Total de 2 minutos

BENEFÍCIOS
• Aumenta a força e sustentação do core

RESTRIÇÕES
• Indivíduos com distúrbios lombares devem evitar este exercício

MODIFICAÇÃO
• Este exercício pode ser modificado flexionando-se os joelhos para reduzir o esforço dos músculos abdominais

FAÇA CORRETAMENTE

PROCURE
• Manter a parte superior do corpo firme.

EVITE
• Aproveitar-se do impulso e exigir demais da região lombar.

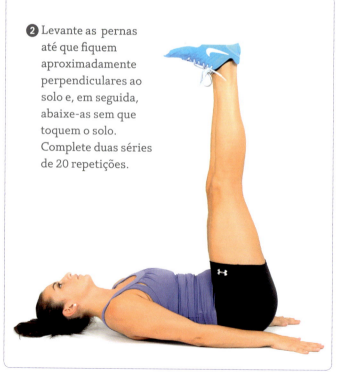

② Levante as pernas até que fiquem aproximadamente perpendiculares ao solo e, em seguida, abaixe-as sem que toquem o solo. Complete duas séries de 20 repetições.

EXERCÍCIOS DINÂMICOS • 119

FOCO
- Reto do abdome

NOTA
O texto em negrito indica músculos principais
O texto em cinza indica outros músculos ativos
* indica músculos profundos

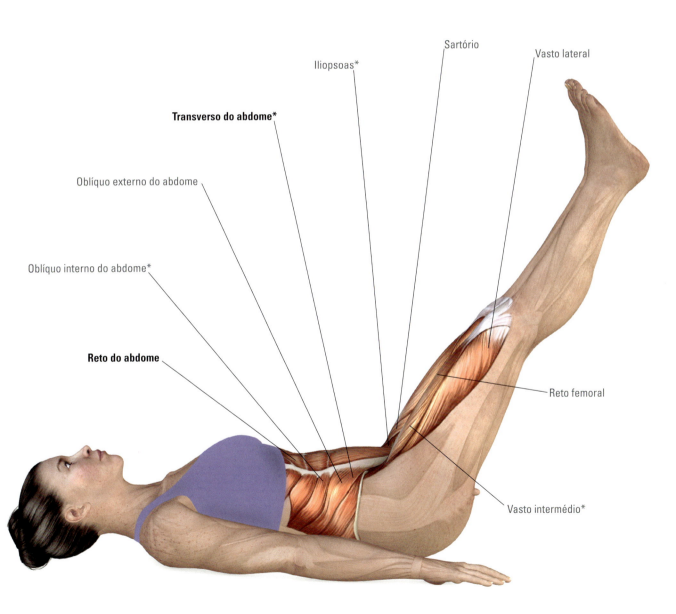

Sartório
Iliopsoas*
Vasto lateral
Transverso do abdome*
Oblíquo externo do abdome
Oblíquo interno do abdome*
Reto do abdome
Reto femoral
Vasto intermédio*

ROTAÇÃO RUSSA, SENTADO

DINÂMICOS

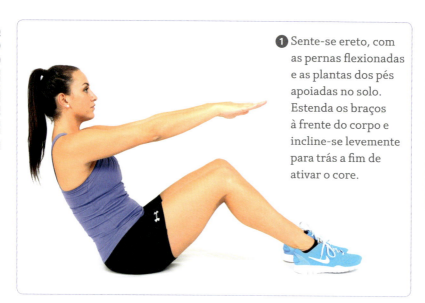

❶ Sente-se ereto, com as pernas flexionadas e as plantas dos pés apoiadas no solo. Estenda os braços à frente do corpo e incline-se levemente para trás a fim de ativar o core.

FAÇA CORRETAMENTE

PROCURE
- Girar suavemente e com cuidado, mantendo a coluna reta.

EVITE
- Movimentar os pés ou joelhos durante a rotação.

GUIA DO EXERCÍCIO

NÍVEL
- Intermediário

TEMPO
- Total de 2 minutos

BENEFÍCIOS
- Estabiliza e fortalece o core

RESTRIÇÕES
- Indivíduos com distúrbios lombares devem evitar este exercício

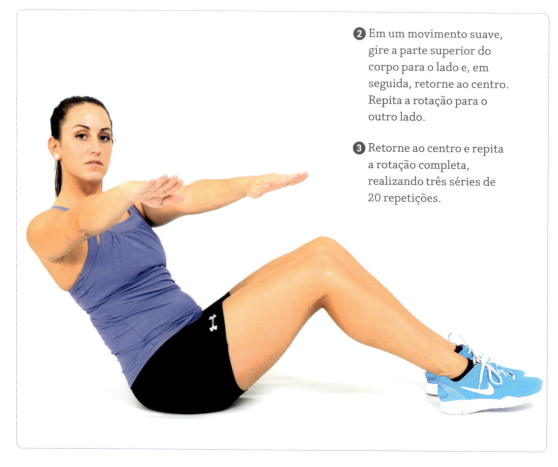

❷ Em um movimento suave, gire a parte superior do corpo para o lado e, em seguida, retorne ao centro. Repita a rotação para o outro lado.

❸ Retorne ao centro e repita a rotação completa, realizando três séries de 20 repetições.

EXERCÍCIOS DINÂMICOS • 121

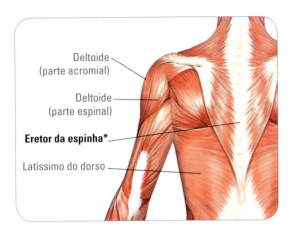

FOCO

- Eretor da espinha
- Oblíquos do abdome
- Transverso do abdome
- Reto do abdome

NOTA
O texto em negrito indica músculos principais
O texto em cinza indica outros músculos ativos
* indica músculos profundos

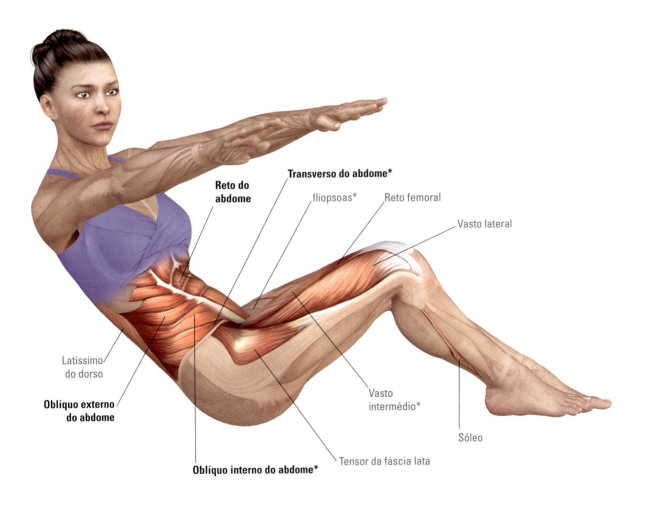

CÍRCULOS COM AS PERNAS

DINÂMICOS

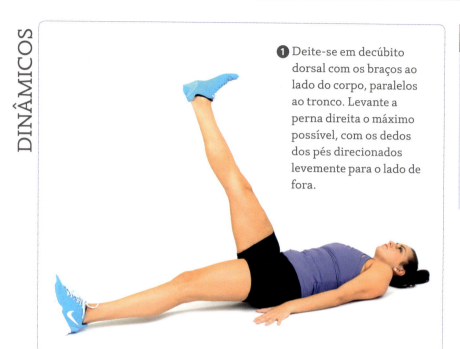

① Deite-se em decúbito dorsal com os braços ao lado do corpo, paralelos ao tronco. Levante a perna direita o máximo possível, com os dedos dos pés direcionados levemente para o lado de fora.

FAÇA CORRETAMENTE

PROCURE
- Manter os quadris imóveis durante todo o exercício.

EVITE
- Realizar os movimentos circulares rapidamente.

GUIA DO EXERCÍCIO

NÍVEL
- Iniciante

TEMPO
- Total de 2 minutos

BENEFÍCIOS
- Aumenta a força abdominal e pélvica

RESTRIÇÕES
- Indivíduos com distúrbios lombares devem evitar este exercício

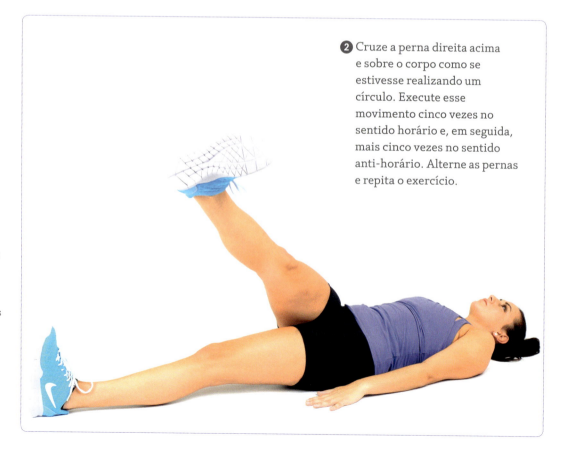

② Cruze a perna direita acima e sobre o corpo como se estivesse realizando um círculo. Execute esse movimento cinco vezes no sentido horário e, em seguida, mais cinco vezes no sentido anti-horário. Alterne as pernas e repita o exercício.

EXERCÍCIOS DINÂMICOS • 123

FOCO

- Músculos abdominais
- Quadris
- Isquiocrurais
- Regiões medial e lateral das coxas

NOTA
O texto em negrito indica músculos principais
O texto em cinza indica outros músculos ativos
* indica músculos profundos

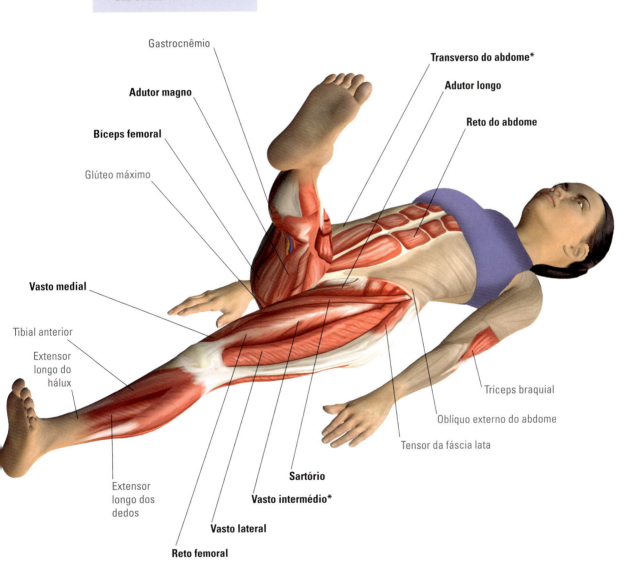

BATIDAS DE CALCANHARES EM DECÚBITO VENTRAL

DINÂMICOS

① Deite-se em decúbito ventral com os braços ligeiramente elevados ao lado do corpo. Levante discretamente as pernas do solo.

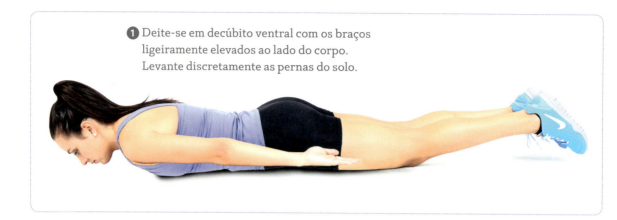

② Afaste as pernas entre si, de modo que a distância entre os pés corresponda, aproximadamente, à largura dos ombros, e vire os dedos levemente para o lado de fora.

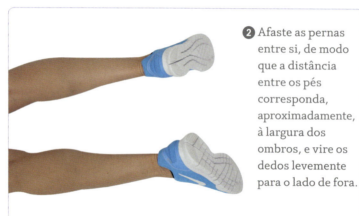

FAÇA CORRETAMENTE

PROCURE
- Manter as pernas elevadas durante todo o exercício.

EVITE
- Exigir demais dos ombros.

GUIA DO EXERCÍCIO

NÍVEL
- Intermediário

TEMPO
- Total de 2 minutos

BENEFÍCIOS
- Trabalha os estabilizadores do core

RESTRIÇÕES
- Indivíduos com distúrbios lombares devem evitar este exercício

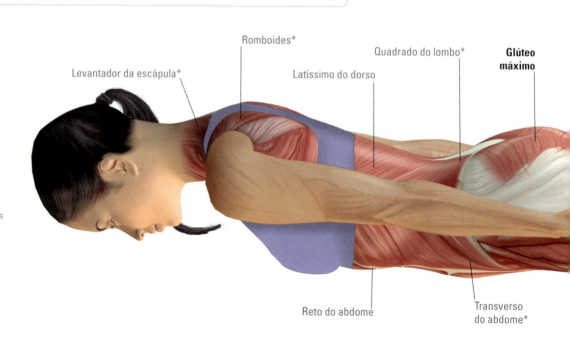

Levantador da escápula* Romboides* Latíssimo do dorso Quadrado do lombo* **Glúteo máximo**

Reto do abdome Transverso do abdome*

EXERCÍCIOS DINÂMICOS • 125

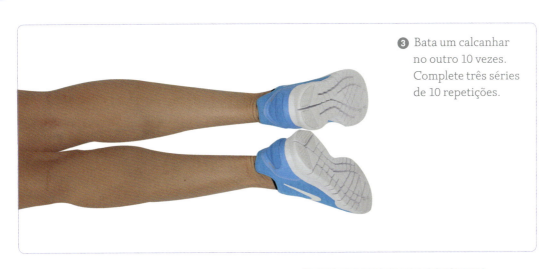

❸ Bata um calcanhar no outro 10 vezes. Complete três séries de 10 repetições.

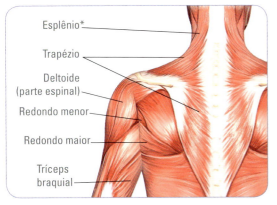

Esplênio*
Trapézio
Deltoide (parte espinal)
Redondo menor
Redondo maior
Tríceps braquial

FOCO

- Glúteos
- Costas
- Região medial das coxas

NOTA
O texto em negrito indica músculos principais
O texto em cinza indica outros músculos ativos
* indica músculos profundos

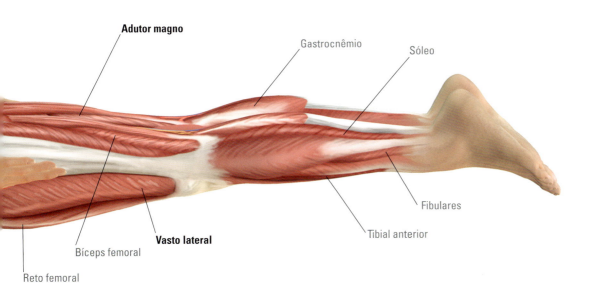

Adutor magno
Gastrocnêmio
Sóleo
Fibulares
Tibial anterior
Vasto lateral
Bíceps femoral
Reto femoral

SEQUÊNCIA CONCHA

DINÂMICOS

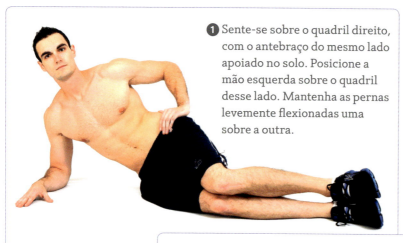

① Sente-se sobre o quadril direito, com o antebraço do mesmo lado apoiado no solo. Posicione a mão esquerda sobre o quadril desse lado. Mantenha as pernas levemente flexionadas uma sobre a outra.

FAÇA CORRETAMENTE

PROCURE
- Manter a coluna reta durante todo o exercício.

EVITE
- Elevar os quadris enquanto levanta os joelhos.

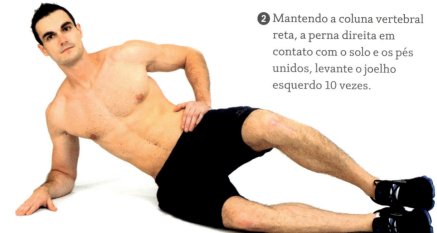

② Mantendo a coluna vertebral reta, a perna direita em contato com o solo e os pés unidos, levante o joelho esquerdo 10 vezes.

GUIA DO EXERCÍCIO

NÍVEL
- Avançado

TEMPO
- Total de 6 minutos

BENEFÍCIOS
- Aumenta a estabilidade pélvica e fortalece os músculos abdutores

RESTRIÇÕES
- Indivíduos com distúrbios lombares ou no ombro devem evitar esse exercício

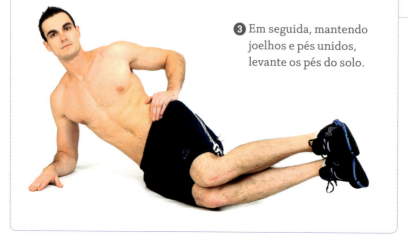

③ Em seguida, mantendo joelhos e pés unidos, levante os pés do solo.

EXERCÍCIOS DINÂMICOS • 127

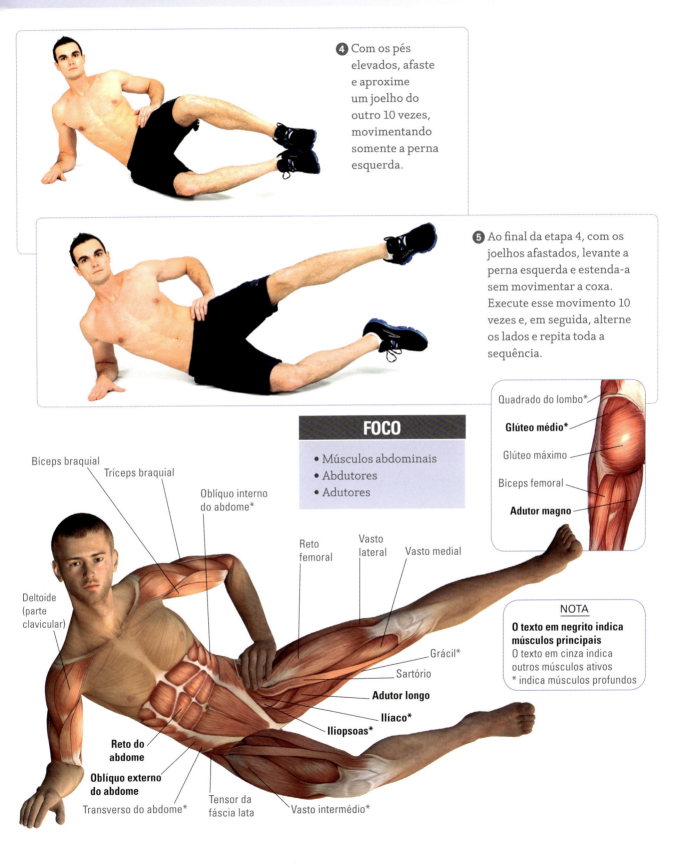

❹ Com os pés elevados, afaste e aproxime um joelho do outro 10 vezes, movimentando somente a perna esquerda.

❺ Ao final da etapa 4, com os joelhos afastados, levante a perna esquerda e estenda-a sem movimentar a coxa. Execute esse movimento 10 vezes e, em seguida, alterne os lados e repita toda a sequência.

FOCO
- Músculos abdominais
- Abdutores
- Adutores

NOTA
O texto em negrito indica músculos principais
O texto em cinza indica outros músculos ativos
* indica músculos profundos

TESOURA

DINÂMICOS

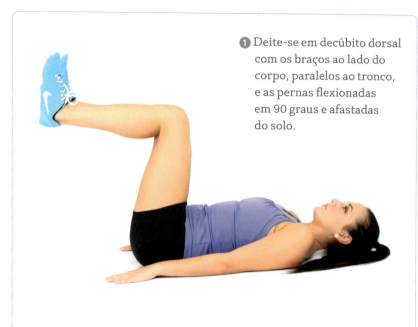

① Deite-se em decúbito dorsal com os braços ao lado do corpo, paralelos ao tronco, e as pernas flexionadas em 90 graus e afastadas do solo.

FAÇA CORRETAMENTE

PROCURE
- Manter a pelve estabilizada e a coluna reta.

EVITE
- Hiperestender o joelho da perna elevada.

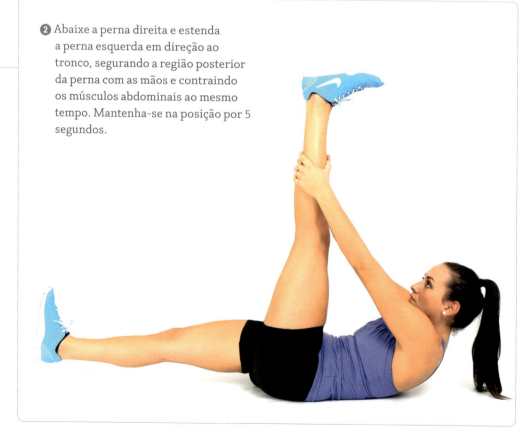

② Abaixe a perna direita e estenda a perna esquerda em direção ao tronco, segurando a região posterior da perna com as mãos e contraindo os músculos abdominais ao mesmo tempo. Mantenha-se na posição por 5 segundos.

GUIA DO EXERCÍCIO

NÍVEL
- Intermediário

TEMPO
- Total de 2 minutos

BENEFÍCIOS
- Melhora a estabilidade do core, com aumento da força e resistência abdominal

RESTRIÇÕES
- Indivíduos com isquiocrurais encurtados devem evitar este exercício

MODIFICAÇÃO
- Na variante deste exercício todas as repetições com uma perna são completadas antes de alternar para a outra

EXERCÍCIOS DINÂMICOS • 129

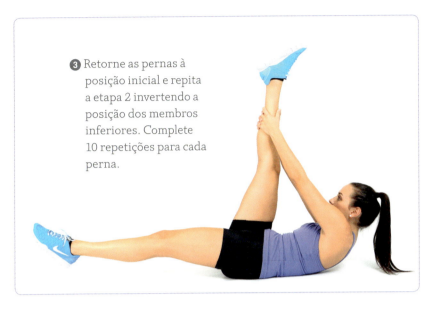

③ Retorne as pernas à posição inicial e repita a etapa 2 invertendo a posição dos membros inferiores. Complete 10 repetições para cada perna.

FOCO
- Reto femoral
- Bíceps femoral
- Reto do abdome

NOTA
O texto em negrito indica músculos principais
O texto em cinza indica outros músculos ativos
* indica músculos profundos

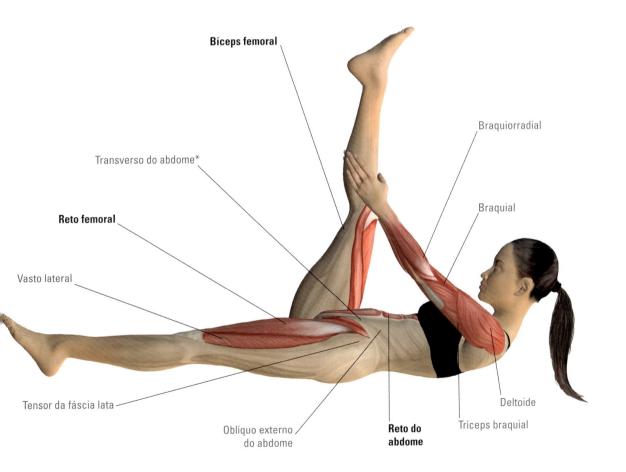

ABDOMINAL (CURL) COM *MEDICINE BALL*

DINÂMICOS

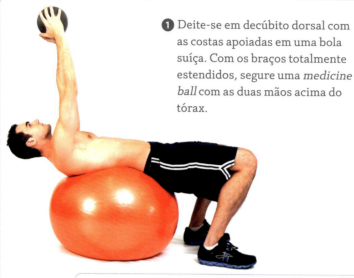

❶ Deite-se em decúbito dorsal com as costas apoiadas em uma bola suíça. Com os braços totalmente estendidos, segure uma *medicine ball* com as duas mãos acima do tórax.

FAÇA CORRETAMENTE

PROCURE
- Manter os quadris retos e as plantas dos pés apoiadas no solo durante todo o exercício.

EVITE
- Hiperestender o tronco.

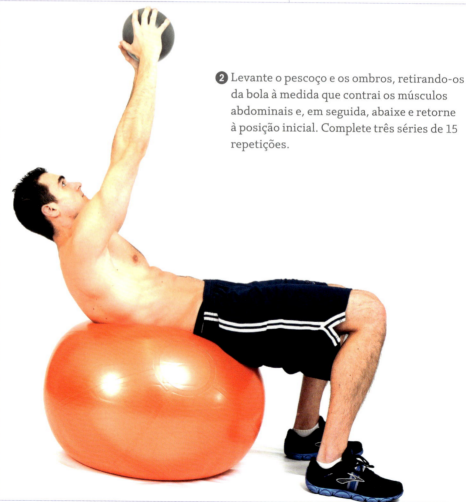

❷ Levante o pescoço e os ombros, retirando-os da bola à medida que contrai os músculos abdominais e, em seguida, abaixe e retorne à posição inicial. Complete três séries de 15 repetições.

GUIA DO EXERCÍCIO

NÍVEL
- Intermediário

TEMPO
- Total de 3 minutos

BENEFÍCIOS
- Aumenta a força do core

RESTRIÇÕES
- Indivíduos com distúrbios lombares devem evitar este exercício

MODIFICAÇÃO
- Pode-se executar uma variante mais fácil deste exercício sem a *medicine ball*

EXERCÍCIOS DINÂMICOS • 131

FOCO
• Reto do abdome

NOTA
O texto em negrito indica músculos principais
O texto em cinza indica outros músculos ativos
* indica músculos profundos

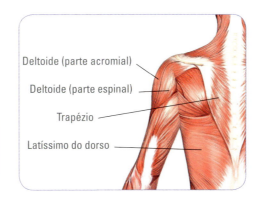

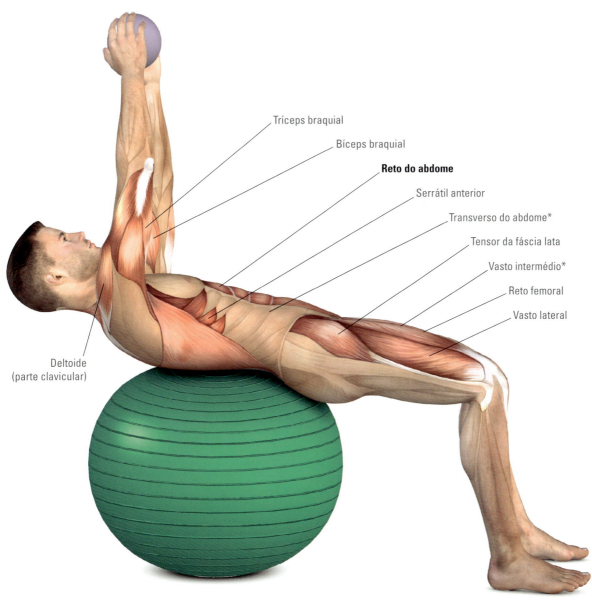

SIT-UP E ARREMESSO

DINÂMICOS

❶ Deite-se em decúbito dorsal com as pernas ligeiramente flexionadas e as plantas dos pés apoiadas no solo. Segure uma *medicine ball* com as duas mãos e estenda os braços atrás da cabeça.

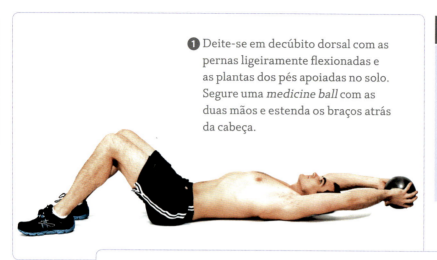

FAÇA CORRETAMENTE

PROCURE
- Contrair os músculos abdominais para levantar o tronco, como se uma corda o puxasse pelo umbigo.

EVITE
- Forçar o pescoço.

❷ Pressione os calcanhares contra o solo para maior sustentação e projete os braços para a frente, à medida que levanta o tronco do solo e contrai os músculos abdominais. Arremesse a bola para o parceiro, receba-a de volta e abaixe para retornar à posição inicial. Realize duas séries de 15 repetições.

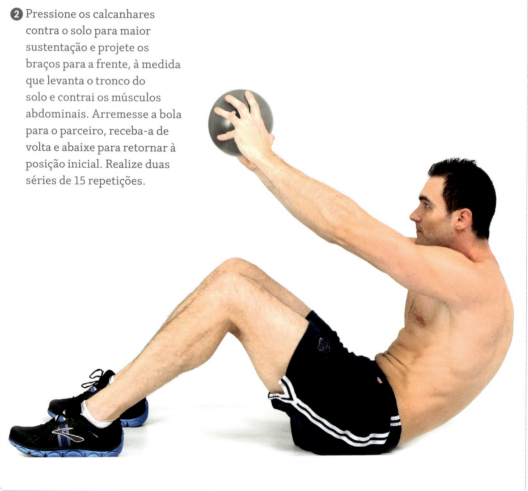

GUIA DO EXERCÍCIO

NÍVEL
- Iniciante

TEMPO
- Total de 2 minutos

BENEFÍCIOS
- Aumenta a força e define os músculos abdominais

RESTRIÇÕES
- Indivíduos com distúrbios lombares devem evitar este exercício

OBSERVAÇÃO
- Este exercício requer a ajuda de um parceiro

EXERCÍCIOS DINÂMICOS • 133

FOCO
• Reto do abdome

NOTA
O texto em negrito indica músculos principais
O texto em cinza indica outros músculos ativos
* indica músculos profundos

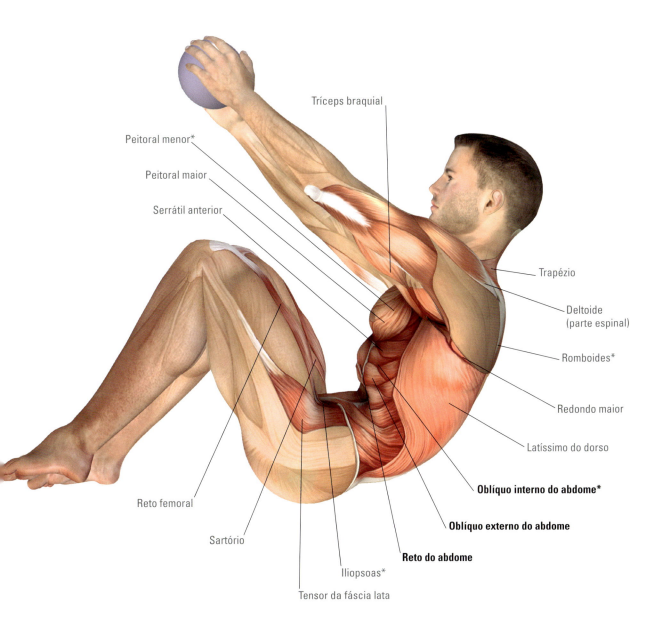

ABDOMINAL SUPRA (CRUNCH) COM BICICLETA

DINÂMICOS

FAÇA CORRETAMENTE

PROCURE
- Manter o queixo afastado do tórax e o quadril apoiado no solo.

EVITE
- Ajudar com as mãos ou curvar a coluna.

❶ Deite-se em decúbito dorsal com os joelhos flexionados. Apoie as mãos atrás da cabeça e levante as pernas do solo.

❷ Flexione o tronco, aproximando o cotovelo esquerdo do joelho direito, enquanto estende a perna esquerda para a frente. Foque em levantar as escápulas do solo e girar o tronco a partir das costelas e músculos oblíquos.

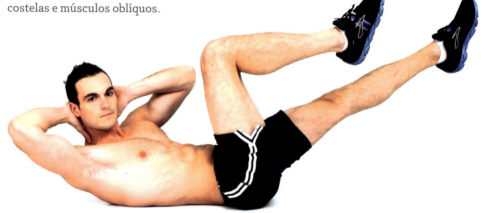

❸ Alterne os lados. Execute o movimento seis vezes de cada lado.

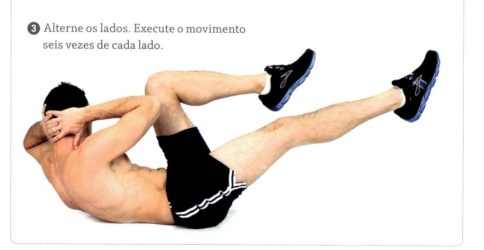

GUIA DO EXERCÍCIO

NÍVEL
- Avançado

TEMPO
- Total de 2 minutos

BENEFÍCIOS
- Estabiliza o core e fortalece os músculos abdominais

RESTRIÇÕES
- Indivíduos com distúrbios lombares ou no pescoço devem evitar este exercício

EXERCÍCIOS DINÂMICOS • 135

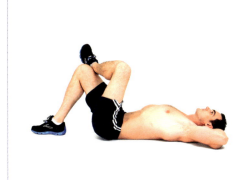

MODIFICAÇÃO
Diminua a dificuldade: Comece com os dois pés apoiados no solo. Apoie o tornozelo esquerdo sobre a coxa direita, próximo do joelho. Aproxime o cotovelo direito do joelho esquerdo. Complete seis repetições de cada lado.

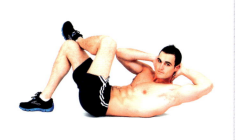

FOCO
- Músculos abdominais
- Oblíquos do abdome

NOTA
O texto em negrito indica músculos principais
O texto em cinza indica outros músculos ativos
* indica músculos profundos

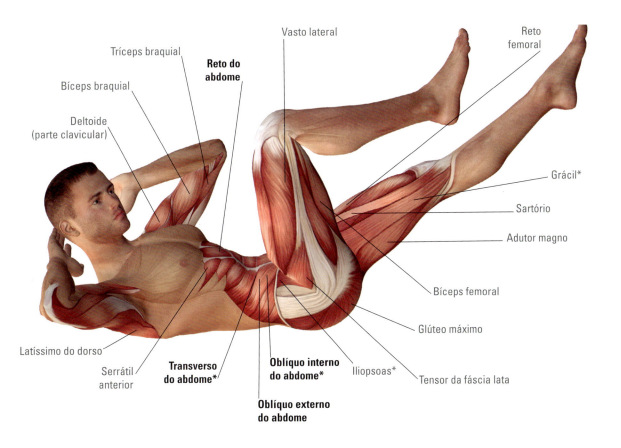

AGACHAMENTO NO STEP

DINÂMICOS

① Comece em pé sobre um *step* ou bloco sólido, com o pé esquerdo muito próximo da borda esquerda e o pé direito suspenso no ar. Mantenha os braços estendidos em linha reta à sua frente.

FAÇA CORRETAMENTE

PROCURE
- Tomar impulso com o calcanhar apoiado no *step*.

EVITE
- Flexionar o joelho além da linha do pé de apoio.

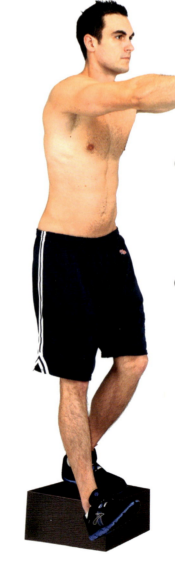

② Flexione o joelho esquerdo, abaixando o corpo em direção ao solo à medida que a perna direita desce e ultrapassa a face superior do *step*.

③ Tome impulso com o calcanhar esquerdo para retornar à posição inicial. Complete duas séries de 15 repetições em cada perna.

GUIA DO EXERCÍCIO

NÍVEL
- Avançado

TEMPO
- Total de 2 minutos

BENEFÍCIOS
- Fortalece os estabilizadores da pelve e do joelho

RESTRIÇÕES
- Indivíduos com distúrbios no joelho devem evitar este exercício

MODIFICAÇÃO
- Pode-se executar uma variante mais fácil deste exercício apoiando as palmas das mãos contra uma parede para dar mais sustentação

EXERCÍCIOS DINÂMICOS • 137

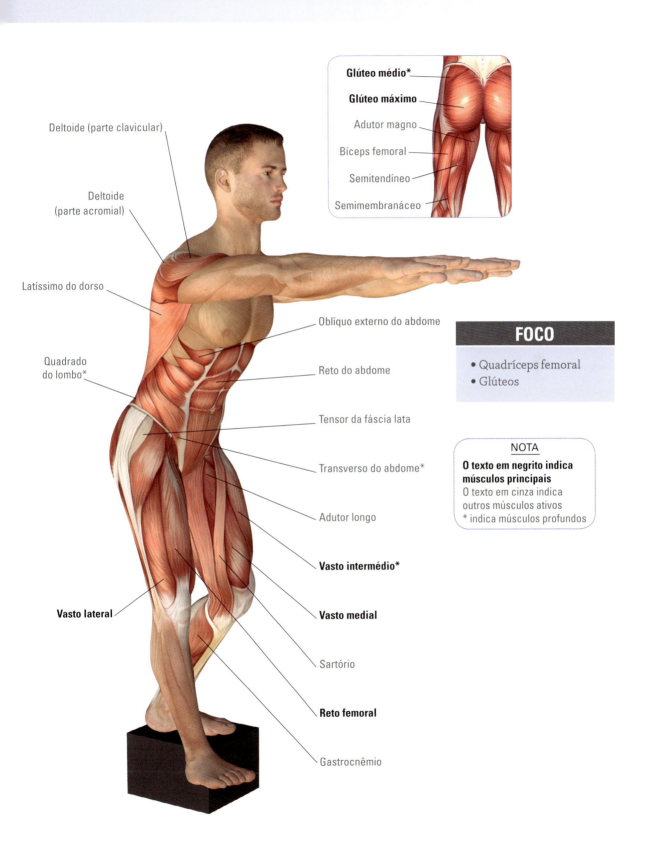

ROTAÇÃO DA COLUNA

DINÂMICOS

❶ Sente-se no solo com as pernas estendidas e os pés um pouco mais afastados que a largura dos quadris. Mantenha a coluna reta e levante os braços estendidos para os lados até formarem um ângulo de 90 graus com o tronco.

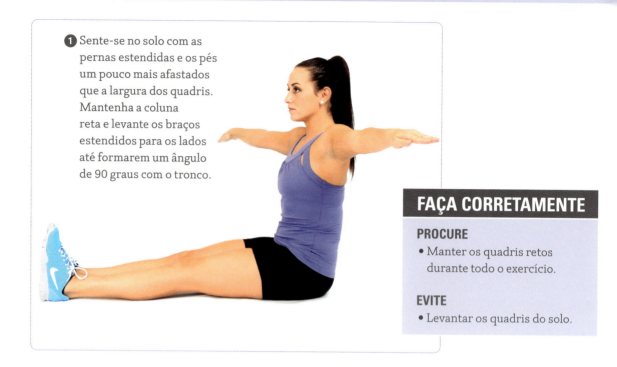

FAÇA CORRETAMENTE

PROCURE
- Manter os quadris retos durante todo o exercício.

EVITE
- Levantar os quadris do solo.

GUIA DO EXERCÍCIO

NÍVEL
- Intermediário

TEMPO
- Total de 1 minuto

BENEFÍCIOS
- Melhora a flexibilidade das costas; fortalece e alonga o tronco

RESTRIÇÕES
- Indivíduos com distúrbios lombares devem evitar este exercício

❷ Com os músculos abdominais contraídos, execute uma rotação na cintura para o lado esquerdo, movimentando também toda a parte superior do tronco. Em seguida, retorne à posição central.

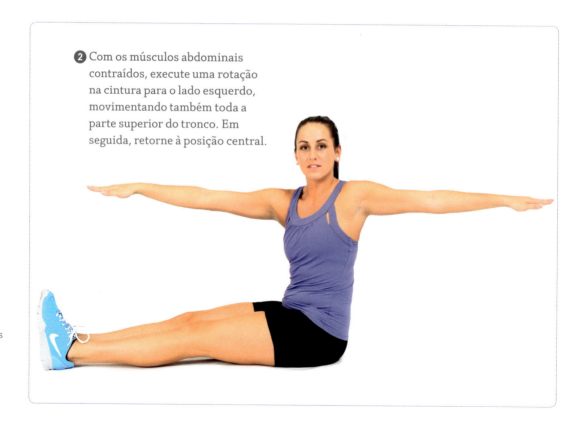

EXERCÍCIOS DINÂMICOS • 139

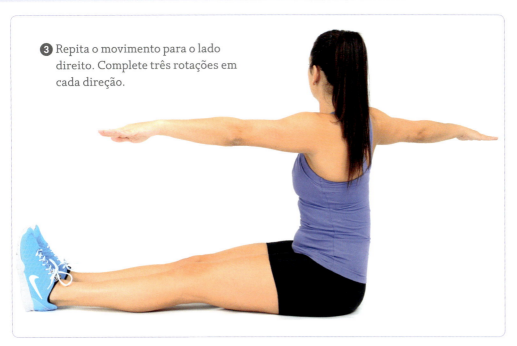

❸ Repita o movimento para o lado direito. Complete três rotações em cada direção.

FOCO
- Todo o core
- Latíssimo do dorso
- Deltoide
- Glúteos
- Isquiocrurais

NOTA
O texto em negrito indica músculos principais
O texto em cinza indica outros músculos ativos
* indica músculos profundos

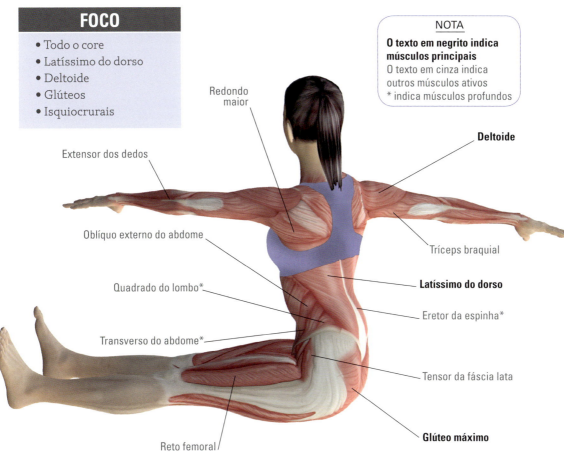

Redondo maior
Extensor dos dedos
Oblíquo externo do abdome
Quadrado do lombo*
Transverso do abdome*
Reto femoral

Deltoide
Tríceps braquial
Latíssimo do dorso
Eretor da espinha*
Tensor da fáscia lata
Glúteo máximo

LEVANTAMENTO TERRA COM JOELHOS ESTENDIDOS

DINÂMICOS

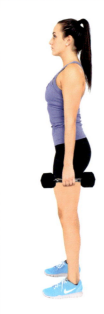

① Comece em pé, segurando um par de halteres junto à região lateral das coxas, com os pés afastados na largura dos ombros, joelhos ligeiramente flexionados e glúteos levemente projetados para trás.

FAÇA CORRETAMENTE

PROCURE
- Manter a coluna reta durante todo o exercício.

EVITE
- Forçar exageradamente a região lombar.

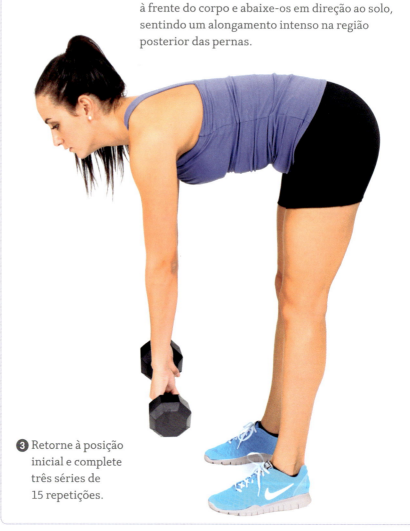

② Com a coluna sempre reta, posicione os halteres à frente do corpo e abaixe-os em direção ao solo, sentindo um alongamento intenso na região posterior das pernas.

③ Retorne à posição inicial e complete três séries de 15 repetições.

GUIA DO EXERCÍCIO

NÍVEL
- Intermediário

TEMPO
- Total de 3 minutos

BENEFÍCIOS
- Melhora a flexibilidade e estabilização da parte inferior do corpo

RESTRIÇÕES
- Indivíduos com distúrbios lombares devem evitar este exercício

EXERCÍCIOS DINÂMICOS • 141

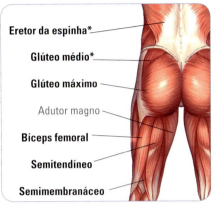

FOCO
- Glúteos
- Isquiocrurais
- Eretor da espinha

NOTA
O texto em negrito indica músculos principais
O texto em cinza indica outros músculos ativos
* indica músculos profundos

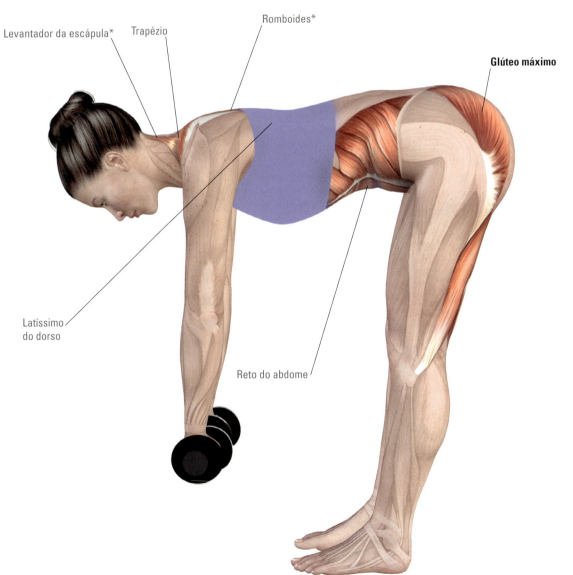

NATAÇÃO

DINÂMICOS

① Deite-se em decúbito dorsal, com os braços estendidos para a frente e as pernas para trás. Levante simultaneamente a cabeça, os ombros, o braço esquerdo e a perna direita do solo e, em seguida, retorne à posição inicial.

FAÇA CORRETAMENTE

PROCURE
- Levantar os braços e as pernas o mais alto possível.

EVITE
- Forçar o pescoço.

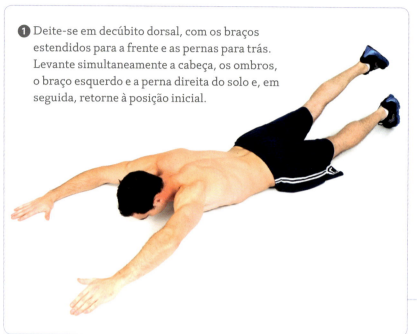

② Repita o exercício alternando os membros inferiores e superiores. Complete 10 repetições em cada lado.

GUIA DO EXERCÍCIO

NÍVEL
- Intermediário

TEMPO
- Total de 1 minuto

BENEFÍCIOS
- Aumenta a força e a sustentação na região lombar

RESTRIÇÕES
- Indivíduos com distúrbios lombares devem evitar este exercício

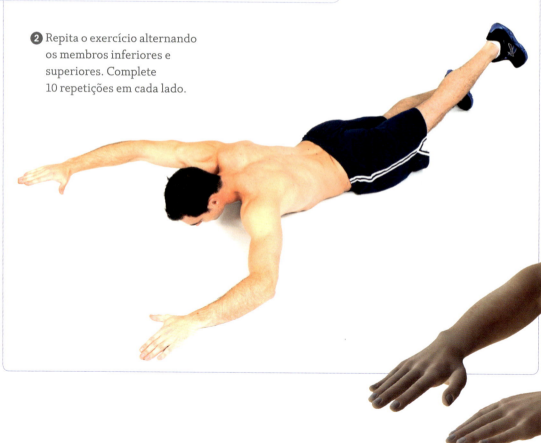

EXERCÍCIOS DINÂMICOS • 143

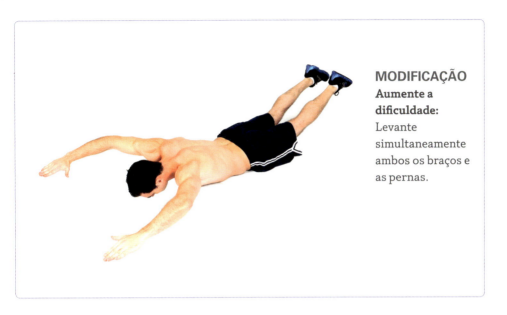

MODIFICAÇÃO
Aumente a dificuldade: Levante simultaneamente ambos os braços e as pernas.

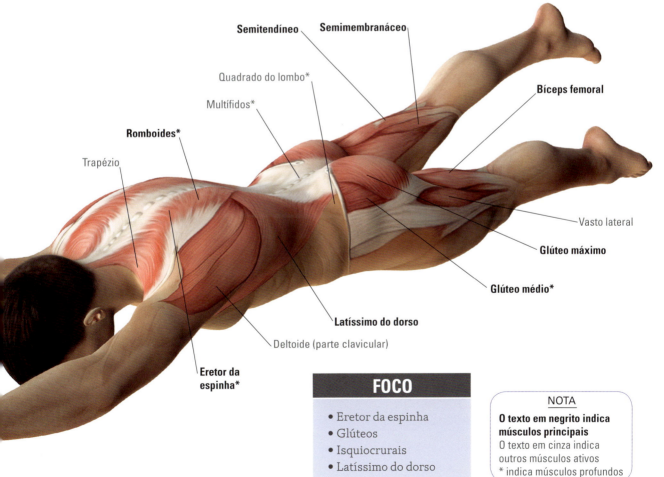

FOCO
- Eretor da espinha
- Glúteos
- Isquiocrurais
- Latíssimo do dorso

NOTA
O texto em negrito indica músculos principais
O texto em cinza indica outros músculos ativos
* indica músculos profundos

TREINAMENTOS

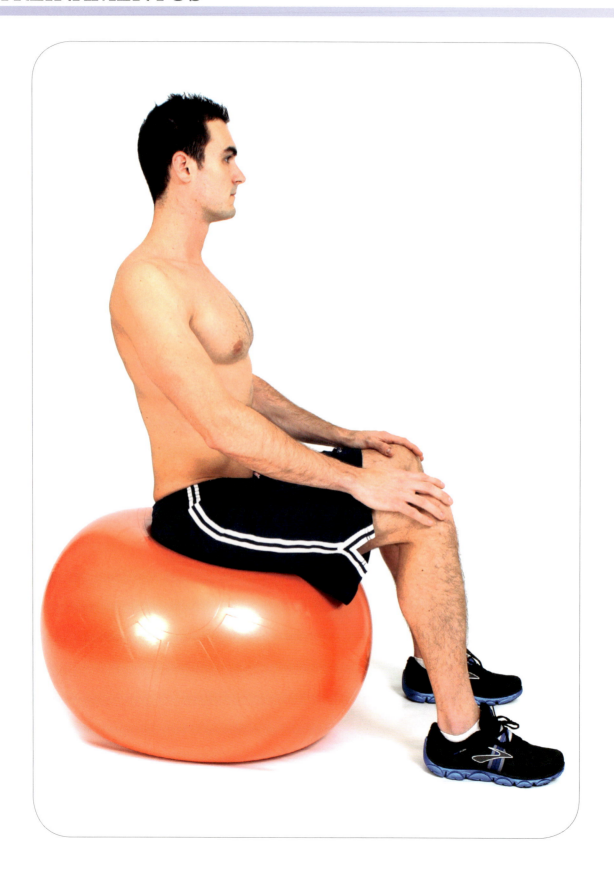

Os treinamentos específicos a seguir o ajudarão a obter o máximo da estabilidade do core. Nunca se esqueça de se envolver totalmente em um determinado exercício em vez de executá-lo com rapidez. Dedique tempo suficiente a fim de tornar cada movimento mais eficaz, assim como para não ter de exigir tanto dos músculos auxiliares. Imponha desafios a você mesmo ao executar cada movimento com a máxima capacidade em vez de tentar concluir uma sequência com maior rapidez. Acima de tudo, divirta-se.

TREINAMENTO PARA INICIANTES

Embora esta sequência seja adequada a todos os níveis, ela é indicada especialmente para pessoas que estão iniciando o treinamento do core.

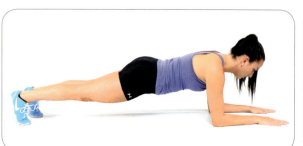

❶ Prancha, página 40

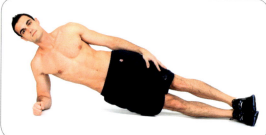

❷ Prancha lateral, página 42

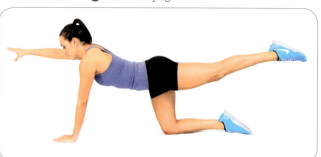

❸ Quadrúpede, página 50

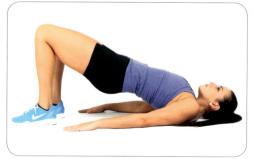

❹ Ponte, página 56

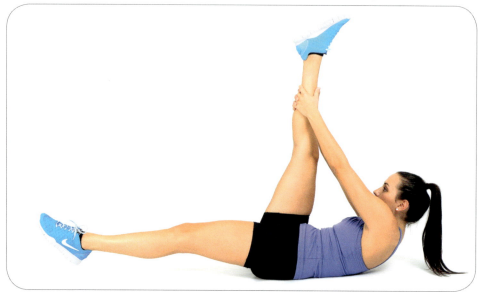

❺ Tesoura, página 128

TREINAMENTOS • 147

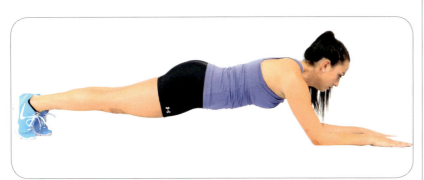

❻ Gangorra, página 104

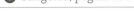

❼ Círculos com o quadril, página 110

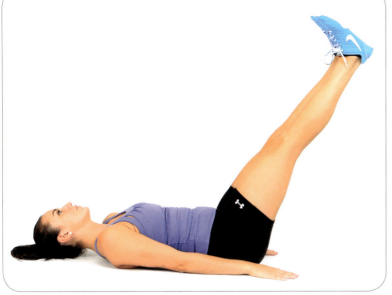

❽ Elevação de pernas estendidas, página 118

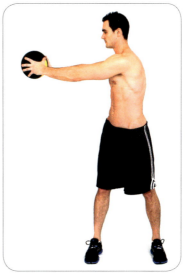

❾ Grandes círculos com *medicine ball*, página 106

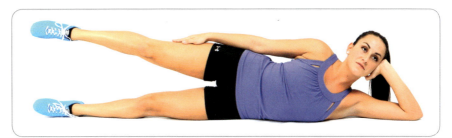

❿ Abdução da coxa em decúbito lateral, página 76

TREINAMENTO PARA A REGIÃO LATERAL DO CORE

Nesta sequência, a ênfase é dada à estabilização, ao fortalecimento e aumento de definição da região abdominal.

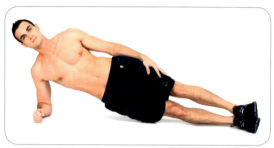

❶ Prancha lateral, página 42

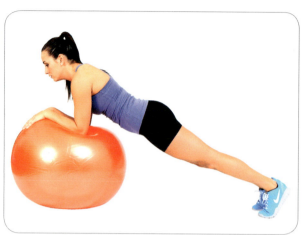

❷ Isometria na bola suíça, página 52

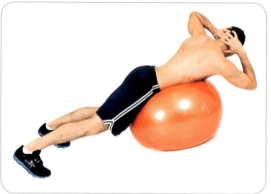

❸ Extensão lombar com rotação, página 74

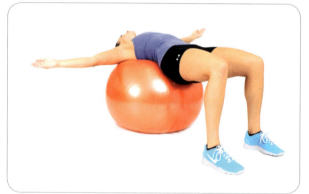

❹ Rolamento lateral, página 70

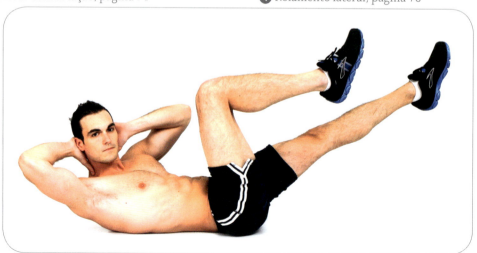

❺ Abdominal supra (*crunch*) com bicicleta, página 134

TREINAMENTOS • 149

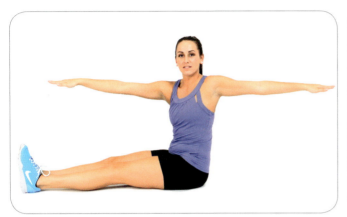

⑥ Rotação da coluna, página 138

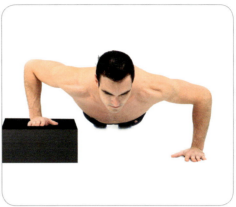

⑦ Flexão alternada no solo, página 94

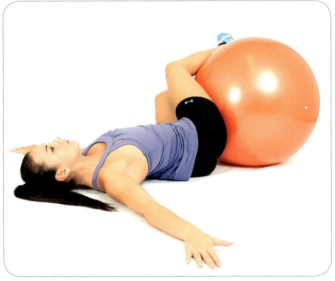

⑧ Cruzamento de quadril na bola suíça, página 88

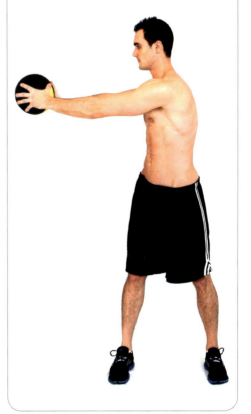

⑩ Grandes círculos com *medicine ball*, página 106

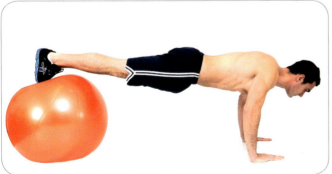

⑨ Prancha com deslocamento lateral na bola suíça, página 90

TREINAMENTO PARA A REGIÃO ANTERIOR DO CORPO

Nesta sequência, o foco está na estabilização, no fortalecimento e na estética dos músculos retos do abdome.

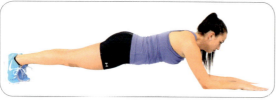

❶ Gangorra, página 104

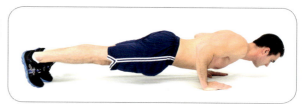

❷ Posição de flexão no solo (fase baixa), página 60

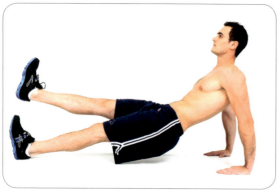

❸ Prancha frontal, página 44

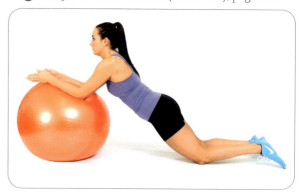

❹ Rolamento com bola suíça, página 84

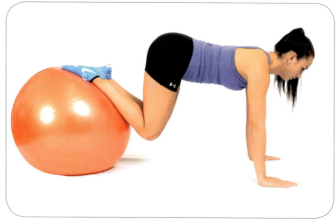

❺ Canivete com bola suíça, página 86

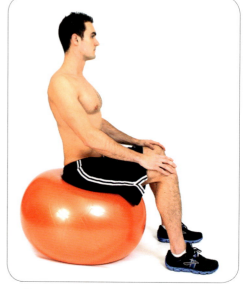

❻ Inclinação pélvica, sentado, página 31

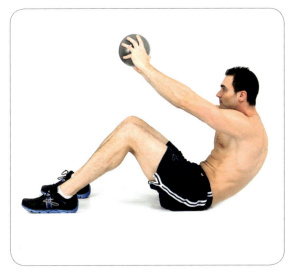

❼ *Sit-up* e arremesso, página 132

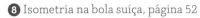

❽ Isometria na bola suíça, página 52

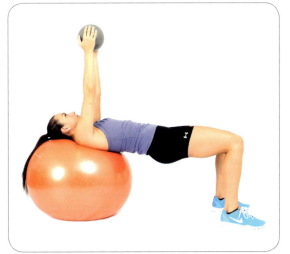

❾ *Pullover* com *medicine ball* sobre a bola suíça, página 100

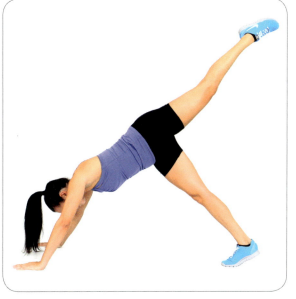

❿ Prancha com extensão de joelho, página 114

TREINAMENTO PARA ESPORTES

Esta sequência prepara o core para o desempenho funcional atlético.

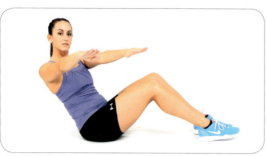

❶ Rotação russa, sentado, página 120

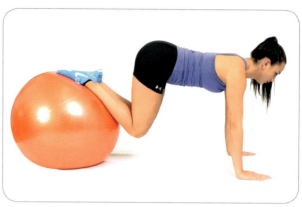

❷ Canivete com bola suíça, página 86

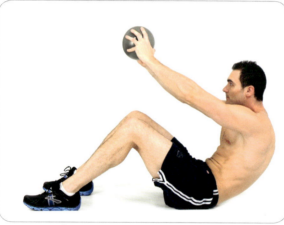

❸ *Sit-up* e arremesso, página 132

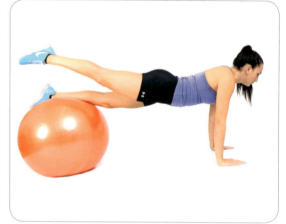

❹ Prancha na bola suíça com perna elevada, página 102

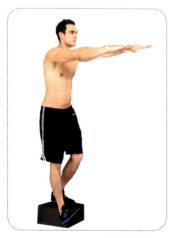

❺ Agachamento no *step*, página 136

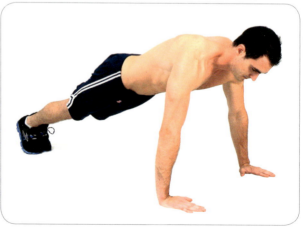

❻ Rolamento para baixo em prancha, página 46

TREINAMENTOS • 153

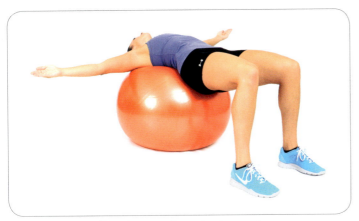

7 Rolamento lateral, página 70

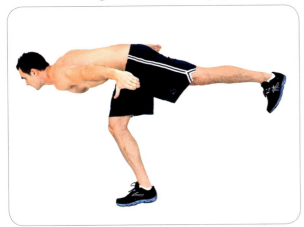

8 Avião, página 66

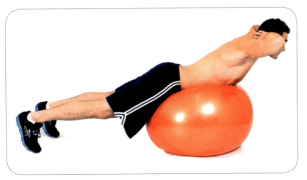

9 Hiperextensão na bola suíça, página 72

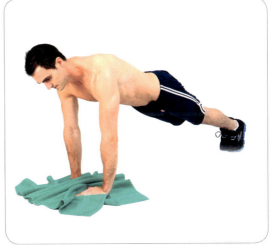

10 Deslizamento sobre toalha (*fly*), página 98

TREINAMENTO PARA A PARTE INFERIOR DO CORPO

Esta sequência trabalha a parte inferior do corpo, concentrando-se nas pernas e seu papel no desenvolvimento e desempenho do core.

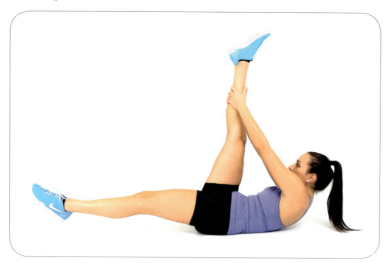

❶ Tesoura, página 128

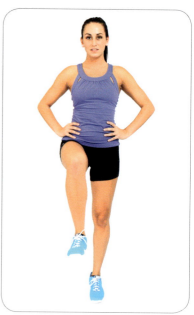

❷ Equilíbrio unipedal, página 62

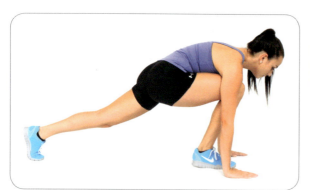

❸ Avanço alto, página 64

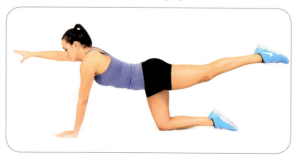

❹ Quadrúpede, página 50

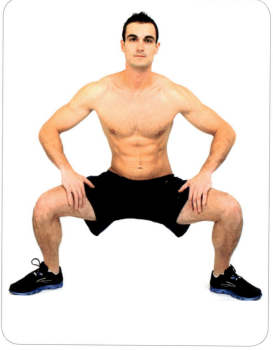

❺ Agachamento sumô estático, página 68

TREINAMENTOS • 155

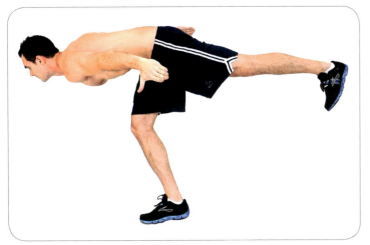
6 Avião, página 66

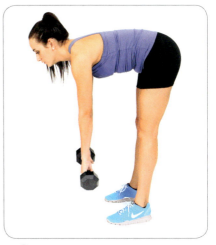
7 Levantamento terra com joelhos estendidos, página 140

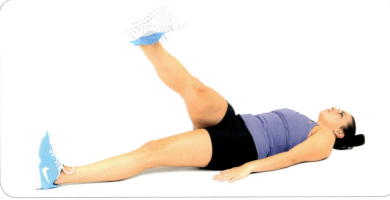
8 Círculos com as pernas, página 122

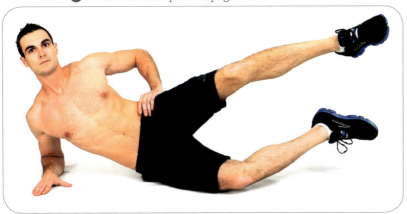
9 Sequência concha, página 126

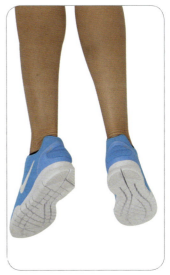
10 Batidas de calcanhares em decúbito ventral, página 124

TREINAMENTO AVANÇADO DE ESTABILIDADE

Esta sequência é dedicada aos obstinados e incansáveis que desejam maximizar a estabilidade e o fortalecimento do core, e ainda apreciam um desafio.

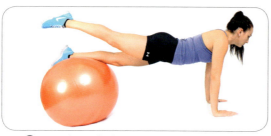

❶ Prancha na bola suíça com perna elevada, página 102

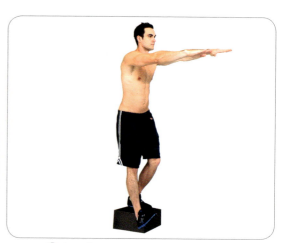

❷ Agachamento no *step*, página 136

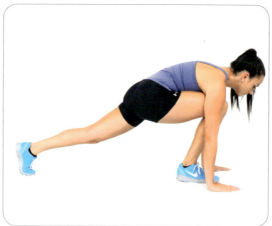

❸ Avanço alto, página 64

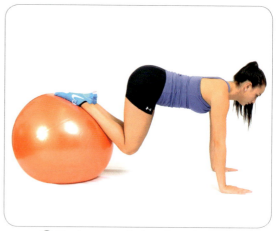

❹ Canivete com bola suíça, página 86

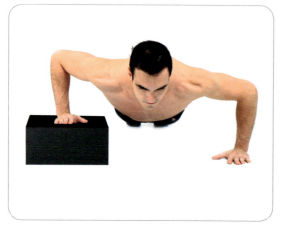

❺ Flexão alternada no solo, página 94

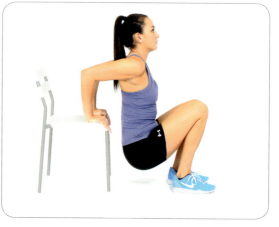

❻ Mergulho na cadeira, página 96

TREINAMENTOS • 157

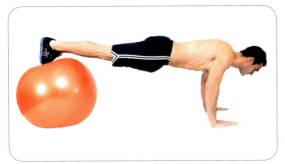

❼ Prancha com deslocamento lateral na bola suíça, página 90

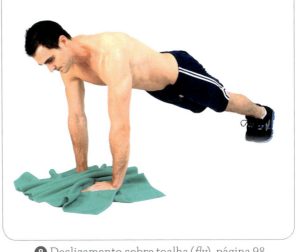

❽ Deslizamento sobre toalha (*fly*), página 98

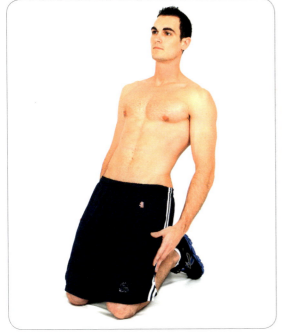

❾ Inclinação posterior de coxas, página 38

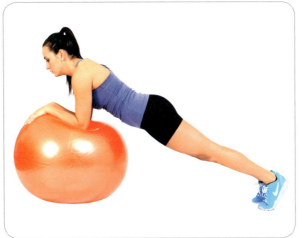

❿ Isometria na bola suíça, página 52

GLOSSÁRIO

TERMOS GERAIS

abdução: movimento para longe do corpo.

adução: movimento em direção ao corpo.

agachamento: exercício em que há movimento de quadris para trás e flexão de quadris e joelhos para permitir o abaixamento do tronco (e de um peso, se houver) e, em seguida, o retorno à posição ereta. Um agachamento recruta principalmente os músculos das coxas, quadris, glúteos e isquiocrurais.

amplitude de movimento: distância e direção do movimento de uma articulação entre a posição dobrada e retificada.

anterior: localizado na frente.

aquecimento: qualquer forma de exercício leve ou de curta duração que prepara o corpo para uma atividade mais intensa.

bola suíça: bola de PVC maleável e inflável, com cerca de 35 a 85 cm de circunferência, usada para treinamento com pesos, fisioterapia, treinamento de equilíbrio e vários outros programas de exercício. Conhecida também como bola de equilíbrio, bola de ginástica, bola de estabilidade, bola para exercícios, bola de academia, *fisioball*, bola para exercícios corporais e muitos outros nomes.

core: termo que se refere às camadas musculares profundas situadas próximo da coluna vertebral e que proporcionam suporte estrutural a todo o corpo. O core é dividido em principal e auxiliar. Os músculos do core principal estão situados no tronco e incluem a região abdominal e as partes média e inferior da coluna vertebral. Essa área abrange os músculos do assoalho pélvico (levantador do ânus [pubococcígeo, iliococcígeo e puborretal] e isquiococcígeo), dos músculos abdominais (reto do abdome, transverso do abdome, oblíquo externo do abdome e oblíquo interno do abdome), extensores da coluna vertebral (multífidos, eretor da espinha, esplênio, longuíssimo do tórax e semiespinal) e diafragma. Os músculos do core acessório incluem o latíssimo do dorso, glúteo máximo e trapézio (partes descendente, transversa e ascendente). Esses músculos acessórios ajudam os músculos principais quando o corpo desempenha atividades ou movimentos que requerem maior estabilidade.

crunch: exercício abdominal comum em que os ombros se curvam em direção à pelve, com o corpo em posição supina, mãos atrás da cabeça e joelhos flexionados.

curl: movimento que geralmente refere-se à ação do músculo bíceps braquial que requer o movimento de arco em forma de "rosca", utilizando um peso.

escápula: osso saliente situado nas porções média e superior das costas.

exercício cardiovascular: qualquer exercício que aumenta a frequência cardíaca, aumentando a disponibilidade de oxigênio e nutrientes no sangue para os músculos ativos.

exercício dinâmico: exercício que inclui movimento de articulações e contração muscular.

exercício estático: forma isométrica de exercício, sem movimento das articulações, que são mantidas estáticas por um certo tempo.

extensão: ação de retificar.

faixa de resistência: qualquer tubo de borracha ou faixa elásticos que ofereça resistência, utilizados para treinamento de força. Também denominados "banda elástica de *fitness*", "faixa extensora" e "tubo extensor".

flexão: o ato de dobrar uma articulação.

fly: exercício em que a mão, o antebraço e o braço descrevem um movimento de arco, enquanto o cotovelo é mantido em angulação constante. O *fly* trabalha os músculos da parte superior do corpo.

haltere: equipamento que consiste em uma barra curta com anilhas fixadas em suas extremidades. Uma pessoa pode utilizar um ou dois halteres durante um exercício. A maioria das academias dispõe de halteres com anilhas soldadas e o valor em libras (1 libra = 0,45 kg) discriminado em sua superfície, porém, muitos halteres para uso doméstico apresentam anilhas removíveis que permitem ajustar o peso.

lateral: mais próximo de ou voltado para o lado do corpo.

levantamento terra: exercício que exige o levantamento de um peso do solo, como uma barra, a partir de uma posição estabilizada com o tronco inclinado para a frente.

medial: mais próximo de ou voltado para o plano mediano.

medicine ball: bola pequena e pesada utilizada em treinamento com pesos e exercícios de tonificação.

músculo extensor: músculo que estende uma parte do corpo afastando-a do corpo.

músculo flexor: músculo que diminui o ângulo entre dois ossos, como ao dobrar o braço no cotovelo ou ao levantar a coxa em direção ao estômago.

músculo rotador: unidade de um grupo muscular que ajuda na rotação de uma articulação, como a do quadril e do ombro.

peso: refere-se às anilhas, aos pesos empilhados nos aparelhos ou ainda ao valor real em libras (1 libra = 0,45 kg) discriminado na barra ou nos halteres.

posição neutra (coluna vertebral): em vista lateral, a posição da coluna assemelha-se a uma letra S, constituída por uma lordose (concavidade posterior) na região lombar.

posterior: localizado atrás.

press: movimento de um peso ou outra resistência para longe do corpo.

sistema cardiovascular: sistema circulatório que conduz sangue para todo o corpo e inclui coração, pulmões, artérias, veias e capilares.

trato iliotibial (TIT): faixa espessa de tecido fibroso que se estende inferiormente pela região lateral da coxa desde o quadril até a região lateral da tíbia, logo abaixo da articulação do joelho. O TIT atua com vários músculos da coxa, a fim de proporcionar estabilidade à região lateral do joelho.

TERMOS LATINOS

O glossário a seguir explica a terminologia em latim utilizada para descrever os músculos do corpo. Os termos derivados do grego foram indicados no momento adequado.

ABDOME

oblíquo externo: *obliquus*, "inclinado", e *externus*, "exterior".

oblíquo interno: *obliquus*, "inclinado", e *internus*, "interior".

reto do abdome: *rego*, "reto, vertical", e *abdomen*, "ventre".

serrátil anterior: *serra*, "serrote", e *ante*, "antes".

transverso do abdome: *transversus*, "de lado a lado", e *abdomen*, "ventre".

ANTEBRAÇO

ancôneo: do grego *anconad*, "cotovelo".

braquiorradial: *brachium*, "braço", e *radius*, "raio de roda".

extensor dos dedos: *extendere*, "estender", e *digitus*, "dedo".

extensor radial do carpo: *extendere*, "estender", do grego *karpós*, "punho", e *radius*, "raio de roda".

flexor dos dedos: *flectere*, "dobrar", e *digitus*, "dedo".

flexor longo do polegar: *flectere*, "dobrar", do grego *karpós*, "punho", *pollicis*, "polegar", e *longus*, "longo".

flexor radial do carpo: *flectere*, "dobrar", do grego *karpós*, "punho", e *radius*, "raio de roda".

flexor ulnar do carpo: *flectere*, "dobrar", do grego *karpós*, "punho", e *ulnaris*, "antebraço".

palmar longo: *palmaris*, "palma", e *longus*, "longo".

pronador redondo: *pronate*, "rodar", e *teres*, "redondo".

BRAÇO

bíceps braquial: *biceps*, "com duas cabeças", e *brachium*, "braço".

braquial: *brachium*, "braço".

tríceps braquial: *triceps*, "com três cabeças", e *brachium*, "braço".

COSTAS

eretor da espinha: *erectus*, "ereto", e *spinae*, "espinha".

latíssimo do dorso: *latus*, "amplo", e *dorsum*, "dorso".

multífido: *multifid*, "cortar em partes".

quadrado do lombo: *quadratus*, "quadrado, retangular", e *lumbus*, "lombo".

romboide: do grego *rhembesthai*, "girar".

trapézio: do grego *trapezion*, "pequena mesa".

COXA

adutor longo: *adducere*, "aproximar de", e *longus*, "longo".

adutor magno: *adducere*, "aproximar de", e *magnus*, "maior".

bíceps femoral: *biceps*, "com duas cabeças", e *femur*, "coxa".

grácil: *gracilis*, "delgado, fino".

reto femoral: *rego*, "reto, vertical", e *femur*, "coxa".

sartório: *sarcio*, "remendar" ou "reparar".

semimembranáceo: *semi*, "metade", e *membrum*, "membro".

semitendíneo: *semi*, "metade", e *tendo*, "tendão".

tensor da fáscia lata: *tenere*, "esticar", *fasciae*, "faixa", e *latae* "extenso".

vasto intermédio: *vastus*, "imenso, enorme", e *intermedius*, "entre".

vasto lateral: *vastus*, "imenso, enorme", e *lateralis*, "do lado".

vasto medial: *vastus*, "imenso, enorme", e *medialis*, "meio".

OMBROS

deltoide anterior (parte clavicular): do grego *deltoeidés*, "em forma de delta (i. e., triangular)", e *ante*, "antes".

deltoide medial (parte acromial): do grego *deltoeidés*, "em forma de delta (i. e., triangular)", e *medialis*, "média".

deltoide posterior (parte espinal): do grego *deltoeidés*, "em forma de delta (i. e., triangular)", e *posterus*, "atrás".

infraespinal: *infra*, "abaixo de", e *spinae*, "espinha".

levantador da escápula: *levare*, "levantar", e *scapulae*, "ombro, espáduas".

subescapular: *sub*, "debaixo de", e *scapulae*, "ombro, espáduas".

supraespinal: *supra*, "acima de" e *spinae*, "espinha".

redondo (maior e menor): *teres*, "rendondo".

PERNA

adutor do dedo mínimo: *adducere*, "aproximar de", *digitus*, "dedo", e *minimum*, "o menor".

adutor do hálux: *adducere*, "aproximar de", e *hallex*, "grande dedo do pé".

extensor do hálux: *extendere*, "estender", e *hallex*, "grande dedo do pé".

extensor dos dedos: *extendere*, "estender", e *digitus*, "dedo".

fibular: *peronei*, "da fíbula".

flexor do hálux: *flectere*, "dobrar", e *hallex*, "grande dedo do pé".

flexor dos dedos: *flectere*, "dobrar", e *digitus*, "dedo".

gastrocnêmio: do grego *gastroknémia*, região posterior da perna, "panturrilha".

plantar: *planta*, "sola do pé".

sóleo: *solea*, "sandália".

tibial anterior: *tíbia*, "flauta atroante", e *ante*, "antes".

tibial posterior: *tíbia*, "flauta atroante", e *posterus*, "atrás".

tróclea do tálus: *trochleae*, "estrutura em forma de polia", e *talus*, "porção inferior da articulação do tornozelo".

PESCOÇO

escaleno: do grego *skalenós*, "desigual".

esplênio: do grego *splénion*, "curativo, bandagem".

esternocleidomastóideo: do grego *stérnon*, "peito", do grego *kleís*, "chave", e do grego *mastoeidés*, "semelhante a mama".

semiespinal: *semi*, "metade", e *spinae*, "espinha".

QUADRIS

gêmeo (inferior e superior): *geminus*, "gêmeos".

glúteo máximo: do grego *gloutós*, "glúteo", e *maximus*, "o maior".

glúteo médio: do grego *gloutós*, "glúteo", e *medialis*, "médio".

glúteo mínimo: do grego *gloutós*, "glúteo", e *minimus*, "o menor".

ilíaco: *ilium*, "virilha".

iliopsoas: *ilium*, "virilha", e do grego *psoa*, "músculo da virilha".

obturador externo: *obturare*, "ocluir", e *externus*, "exterior".

obturador interno: *obturare*, "ocluir", e *internus*, "interior".

pectíneo: *pectin*, "pente".

piriforme: *pirum*, "pera", e *forma*, "formato".

quadrado femoral: *quadratus*, "quadrado, retangular", e *femur*, "coxa".

TÓRAX

coracobraquial: do grego *korakoeidés*, "semelhante ao corvo", e *brachium*, "braço".

peitoral (maior e menor): *pectus*, "peito".

CRÉDITOS E AGRADECIMENTOS

FOTOGRAFIA

Fotografia de FineArtsPhotoGroup.com

Modelos: TJ Fink (tjfink@gmail.com) e Jenna Franciosa

ILUSTRAÇÕES

Ilustrações de Hector Aiza/3D Labz Animation India, exceto as das páginas 10, 17, 18, 19, 20, 21, 22, 23, 24, 25, 28, 29, 30, 31, 33, 35, 37, 39, 41, 43, 45, 47, 49, 53, 55, 57, 59, 61, 63, 65, 67, 69, 71, 73, 75, 76, 79, 81, 85, 87, 91, 93, 95, 97, 99, 103, 104, 109, 111, 113, 115, 117, 121, 125, 127, 131, 137 e 141, e as ilustrações de anatomia corporal global nas páginas 12 e 13, feitas por Linda Bucklin/Shutterstock.

AGRADECIMENTOS

O autor e o editor agradecem àqueles intimamente envolvidos na elaboração deste livro: Sean Moore, presidente da Moseley Road; Karen Prince, gerente geral; Tina Vaughan, diretora de arte; Damien Moore, diretor editorial; Adam Moore, *designer* e diretor de produção; e os editores David e Sylvia Tombesi-Walton.

SOBRE O AUTOR

Hollis Lance Liebman é editor de revistas de *fitness*, campeão nacional de fisiculturismo e autor. Além disso, é fotógrafo publicitário do corpo humano e tem atuado como juiz em competições de *fitness* e fisiculturismo. Residente em Los Angeles, Hollis tem trabalhado com algumas pessoas da alta sociedade de Hollywood, o que lhe rendeu bons elogios. Visite seu site, www.holliswashere.com, para obter sugestões sobre *fitness* e programas completos de treinamentos. Este é seu terceiro livro.

DEDICATÓRIA DO AUTOR

Eu dedico este livro ao amor da minha vida – minha noiva Stacey Lynn Witner. Ela é o pilar da nossa família e a personificação da força, servindo de inspiração à minha própria busca de conhecimento e ao crescimento pessoal.